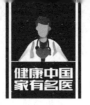

子宫疾病
诊断与治疗

总策划　王韬 教授

中国科普作家协会　医学科普创作专委会主任委员

主编 —— 陈亚萍

S 上海科学技术文献出版社

Shanghai Scientific and Technological Literature Press

图书在版编目（CIP）数据

子宫疾病诊断与治疗 / 陈亚萍主编 . —上海：上海科学技术文
献出版社，2023
（健康中国·家有名医丛书）
ISBN 978-7-5439-8542-1

Ⅰ . ①子… Ⅱ . ①陈… Ⅲ . ①子宫疾病—诊疗 Ⅳ .
① R711.74

中国版本图书馆 CIP 数据核字 (2022) 第 038326 号

选题策划：张 树
责任编辑：付婷婷
封面设计：留白文化

子宫疾病诊断与治疗
ZIGONG JIBING ZHENDUAN YU ZHILIAO
主编 陈亚萍
出版发行：上海科学技术文献出版社
地 址：上海市长乐路 746 号
邮政编码：200040
经 销：全国新华书店
印 刷：商务印书馆上海印刷有限公司
开 本：650mm×900mm 1/16
印 张：10.75
字 数：108 000
版 次：2023 年 1 月第 1 版 2023 年 1 月第 1 次印刷
书 号：ISBN 978-7-5439-8542-1
定 价：38.00 元
http://www.sstlp.com

内 容 提 要

　　子宫是女性重要的生殖器官,同时又是容易患许多妇科疾病的器官,子宫疾病是妇产科的常见问题。随着临床医疗技术水平的不断提高,尤其是腔镜的普及,使子宫疾病的诊治得以突飞猛进地发展。

　　本书对子宫常见疾病的发病机制、临床表现、诊断、鉴别诊断、治疗及预防等方面做了全面的介绍,并且介绍了部分腔镜相关知识及大家所关心的 HPV 疫苗问题。本书文字深入浅出,适合基层医务工作者及对子宫疾病感兴趣的读者阅读。

"健康中国·家有名医"丛书总策划简介

王 韬

上海市同济医院急诊医学部主任兼创伤中心主任，上海领军人才，全国创新争先奖状、国家科技进步奖二等奖获得者，国家健康科普专家库首批成员，中国科协辟谣平台专家，国家电影局科幻电影科学顾问，中国科普期刊分级目录专家委员会成员，中国科普作家协会医学科普创作专委会主任委员，中华医学会《健康世界》杂志执行副总编。

子宫疾病诊断与治疗
作者简介

陈亚萍

　　陈亚萍，复旦大学教授，硕士研究生导师，复旦大学附属上海市第五人民医院主任医师，上海市医学会绝经学组副组长、上海市抗癌协会妇科肿瘤专业委员会委员、上海市妇女病康复委员会委员、上海市医学会妇产科专科分会感染学组委员，上海市医学会妇科肿瘤专科分会委员，上海市浦东新区科技发展基金委员，上海市医师协会妇产科医师分会委员，上海市医学会盆底学组委员、上海市妇女病康复专业委员会绝经学组委员。擅长妇科肿瘤、盆底疾病、更年期综合症诊治的诊断与治疗，在妇科微创手术方面特别是腹腔镜下全子宫切除、子宫肌瘤剔除、子宫内膜异位症、盆底重建、阴道前后壁修补手术等方面颇有造诣。

"健康中国·家有名医"丛书编委会

丛书总策划：

王　韬　　上海市同济医院急诊医学部兼创伤中心主任、
　　　　　主任医师、教授

丛书副总策划：

方秉华　　上海市公共卫生临床中心党委书记、主任医师、教授
唐　芹　　中华医学会科普专家委员会副秘书长、研究员

丛书编委：

马　骏　　上海市同仁医院院长、主任医师
卢　炜　　浙江传媒学院电视艺术学院常务副院长、党委副书记
冯　辉　　上海中医药大学附属光华医院副院长、主任医师
许方蕾　　上海市同济医院护理部主任、主任护师
李本乾　　上海交通大学媒体与传播学院院长、教育部"长江学者"
　　　　　特聘教授
李江英　　上海市红十字会副会长
李春波　　上海交通大学医学院附属精神卫生中心副院长
　　　　　上海交通大学心理与行为科学研究院副院长、主任医师
吴晓东　　上海市医疗急救中心党委书记
汪　妍　　上海电力医院副院长、主任医师
汪　胜　　杭州师范大学护理学院党总支书记兼副院长、副教授
宋国明　　上海市第一人民医院党委副书记、纪委书记、副研究员
张春芳　　上海市浦东新区医疗急救中心副主任
张雯静　　上海市中医医院党委副书记、主任医师

苑 杰　华北理工大学冀唐学院院长、主任医师、教授

罗 力　复旦大学公共卫生学院党委书记、教授

周行涛　复旦大学附属眼耳鼻喉科医院院长、主任医师、教授

唐 琼　上海市计划生育协会专职副会长

陶敏芳　上海市第八人民医院院长、主任医师、教授

桑 红　长春市第六医院主任医师、教授

薄禄龙　海军军医大学第一附属医院麻醉科副主任、副主任医师、
　　　　副教授

本书编委会

主　编　陈亚萍

编　者（按姓氏笔画排序）

王红琳　李　倩　张丽文　陈亚萍　顾华芬
顾勉琴

总　序

　　近日，中共中央办公厅、国务院办公厅印发了《关于新时代进一步加强科学技术普及工作的意见》，从加强科普能力建设、促进科普与科技创新协同发展等七个方面着重强调了科普是国家和社会普及科学技术知识、弘扬科学精神、传播科学思想、倡导科学方法的活动，是实现创新发展的重要基础性工作。这是对新时代科普工作提出新的明确要求，是推动新时代科普创新发展的重大契机。为响应号召，推进完成在科普发展导向上强化战略使命、发挥科技创新对科普工作的引领作用、发挥科普对于科技成果转化的促进作用的三大重要科普任务；促进我国科普事业蓬勃发展，营造热爱科学、崇尚创新的社会氛围，构建人类命运共同体，上海科学技术文献出版社特此策划推出"健康中国·家有名医丛书"。

　　健康是人最宝贵的财富，然而疾病是其绕不开的话题。随着社会发展，在人们物质水平提高的同时，这让更多人认识到健康的重要性，激发了全社会健康意识的觉醒。对健康的追求也有着更高的目标，不再局限于简单的治已病，而是更注重"未病先防、既病防变、愈后防复"。多方面的因素使得全民健康成为"热门"话题。

　　现代社会快节奏和高强度的生活方式，使我们常常处于亚健康状态。美食诱惑、运动不足、嗜好烟酒，往往导致肥胖，诱发高血压、高血脂、高血糖、高尿酸乃至冠心病、脑卒中，甚至损伤肺功能，造成肾功能衰退，而久病卧床又会造成肺炎、压疮、下肢血管栓塞等衍生疾病……凡此种种，严重影响人们的健康生活。

　　"经济要发展，健康要上去"，是每个老百姓的追求。"健康中

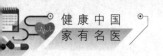
国"不是一个口号，也不是一串数字。人民健康是民族昌盛和国家富强的重要标志，健康是人们最具普遍意义的美好生活需要。该丛书遴选临床常见病、多发病，为广大读者提供一套随时可以查阅的医学科普读物。

这套丛书，为广大读者提供一份随时可以查阅的医学手册，帮助读者了解与疾病预防治疗相关的各类知识，探索疾病发生发展的脉络，为找寻最合适的治疗方法提供参考。为全社会健康保驾护航，让大众更加关注基础疾病的治疗，提高机体免疫力。在为患者答疑解惑的同时，也传递了重要的健康理念。

本丛书秉承上海科学技术文献出版社曾经出版的"挂号费"丛书理念，作为医学科普读物，为广大读者详细介绍了各类常见疾病发病情况，疾病的预防、治疗，生活中的饮食、调养，疾病之间的关系，治疗的误区，患者的日常注意事项等。其内容新颖、系统、实用，适合患者、患者家属及广大群众阅读，对医生临床实践也具有一定的参考价值。本丛书版式活泼大气、文字舒展，采用一问一答的形式，逻辑严密、条理清晰、方便阅读，便于读者理解；行文深入浅出，对晦涩难懂的术语采用通俗表达，降低阅读门槛，方便读者获取有效信息，是可以反复阅读、随时查询的家庭读物，宛若一位指掌可取的"家庭医生"。

本丛书诚邀上海各三甲医院专科医生担任主编撰稿，每册书十万余字，一病一书，精选最为常见和患者最为关心的内容，删繁就简，避免连篇累牍又突出重点。本套"健康中国·家有名医"丛书在2020年出版了第一辑21册，现在第二辑27册也顺利与广大读者见面了。

这是一份送给社会和大众的健康礼物，看到丛书出版，我甚是欣慰。衷心盼望丛书可以让大众更了解疾病、更重视健康、更懂得未病先防，为健康中国事业添砖加瓦。

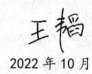

王韬

2022 年 10 月

前　言

　　健康是人类永恒的话题。女性肩负着建设社会和孕育后代的双重任务。近年来，随着人们物质文化生活水平的提高，国内广泛开展了妇科病普查，女性健康问题得到重点关注。

　　妇科病普查的重点项目是筛查妇科第一恶性肿瘤——子宫颈癌及癌前病变。另外，子宫还很有可能赘生其他肿瘤或发生其他病变，从而危害女性的身体健康，甚至威胁生命。因此，本书主要是针对几种子宫疾病的临床实践，解答患者常见的问题。针对妇科病普查中发现的问题，普及女性对自身常见疾病的认识，了解其预防、诊断和治疗方案。由于教科书上介绍的知识比较全面和系统，专业性强，故而本书强调的是实用性、经验性和针对性，以期加强广大女性的自我保健意识与能力。

　　为使读者进一步了解自身的特点，本书开卷首先介绍女性生殖器官的解剖与功能，接着阐述女性器官的解剖与功能，最后阐述每一种常见子宫疾病的病因、临床表现、诊断、治疗与常见子宫疾病的预防，等等。本书内容全面，可供广大女性患者阅读，也可供社区女性保健工作参考。

陈亚萍

目　录

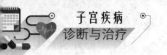

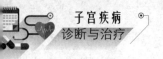

女性生殖器官解剖、功能及邻近器官

女性外阴的结构如何

女性外生殖器指生殖器官的外露部分，又称外阴，包括耻骨联合至会阴及两股内侧之间的组织。如图1所示，包括以下几部分。

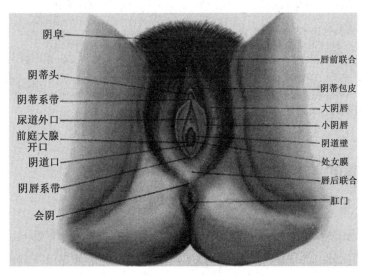

图1　女性外阴

1. 阴阜

耻骨联合前面隆起的脂肪垫。青春期该部皮肤开始生长阴毛，分布呈三角形。

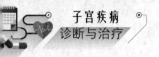

2. 大阴唇

为靠近两股内侧一对隆起的皮肤皱襞,起自阴阜,止于会阴。大阴唇外侧面与皮肤相同,皮层内有皮脂腺和汗腺,青春期长出阴毛,其内侧面皮肤湿润似黏膜。大阴唇内有丰富的血管、淋巴管和神经。

3. 小阴唇

位于大阴唇内侧的一对皱襞。表面湿润,色褐,富含神经末梢,感觉十分敏锐。

4. 阴蒂

位于两侧小阴唇之间的顶端,分为阴蒂头、阴蒂体、阴蒂角。

5. 阴道前庭

包括前庭球、前庭大腺、尿道口、阴道口及处女膜。其中前庭大腺又称巴氏腺,位于大阴唇后部,腺管细长,1～2 cm,开口于前庭后方小阴唇与处女膜之间的沟内。

阴道的结构如何

如图2所示,阴道位于真骨盆下部的中央,为性交器官及月经血排出与胎儿娩出的通道,上宽下窄。其前壁与膀胱、尿道相邻,长 7～9 cm;后壁贴近直肠,长 10～12 cm。其壁由黏膜、肌层和纤维层构成。上端包绕宫颈,称阴道穹隆,可分为前、后、左、右四部分。后穹隆为腹腔最低部分,在临床上有重要意义。

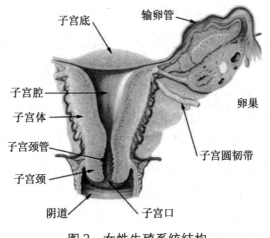

子宫底　　　输卵管

子宫腔

子宫体

子宫颈管

子宫颈

卵巢

子宫圆韧带

阴道　　　　子宫口

图2　女性生殖系统结构

子宫的结构如何

　　如图2所示,子宫位于骨盆腔中央,呈倒置的梨形,扁平,后面稍突出,成年的子宫长 7～8 cm,宽 4～5 cm,厚 2～3 cm,子宫腔容量约 5 ml。子宫上部较宽,称子宫体,其上端隆起突出的部分称子宫底,子宫底两侧为子宫角,与输卵管相通。子宫的下部较窄,呈圆柱状,称子宫颈。

　　子宫为一空腔器官,腔内覆盖有黏膜,称子宫内膜,从青春期到更年期,子宫内膜受卵巢激素的影响,有周期性的变化并产生月经。性交时,子宫为精子到达输卵管的通道。受孕后,子宫为胚胎发育、成长的场所。分娩时,子宫收缩,使胎儿及其附属物娩出。子宫腔为上宽下窄的三角形,在子宫体与子宫颈之间

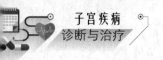

形成最狭窄的部分,称子宫颊部,非孕期长约 1 cm,其下端与子宫颈内腔相连。子宫颈内腔呈棱形,称为子宫颈管,成年女性长约 3 cm,其下端称为子宫颈外口,连接阴道顶端。未产女性的子宫颈外口呈圆形,已产女性的子宫颈外口由于受分娩的影响,形成大小不等的横裂,而分成前后两唇。

子宫颈突出于阴道内,内含有腺体,可分泌一种黏液,即宫颈黏液,这种黏液的性状和量的多少,与子宫内膜一样,受卵巢功能的影响并呈明显的周期性变化。排卵期,在雌激素作用下,宫颈黏液稀薄,有利于精子通过,与此同时,精子还能从子宫颈黏液中摄取养分,增加其活力,促进精卵结合。而排卵后,在孕激素作用下,宫颈黏液减少且黏稠,并可在子宫颈管内形成黏液栓,使宫颈与外界分开,产生保护作用,同时,不利于精子通过子宫颈。

组织学上宫颈管黏膜为单层高柱状上皮,宫颈阴道部被覆复层鳞状上皮,宫颈鳞状上皮与柱状上皮交接部称为鳞柱交接部,根据其形态发生学变化,又分为原始鳞柱交接部和生理鳞柱交接部,两者之间的区域称转化区,宫颈转化区是宫颈癌及其癌前病变的好发部位。

正常的子宫有较大的活动性,但一般呈前倾前屈位。这主要依赖于子宫的圆韧带、阔韧带、主韧带和子宫骶骨韧带的依托及骨盆底肌肉和筋膜的支托作用。子宫位置的异常往往会降低女性的受孕率,甚至导致女性不孕。子宫是女性重要的生殖器官,它是产生月经和孕育胎儿的重要场所,这些生理功能主要取决于子宫内膜正常的周期性变化。而这种变化,则受到卵巢分泌的雌激素和孕激素的控制。

输卵管的结构如何

输卵管为一对细长而弯曲的管,内侧与子宫角相通连,外端游离而与卵巢相近,全长 8～14 cm,如图 2 所示,根据输卵管的形态可分为四部,如下。

① 间质部:子宫角内,开口于宫腔;

② 峡部:紧连子宫角;

③ 壶腹部:外侧,较宽大;

④ 伞端:游离,开口于腹腔。

输卵管管壁由三层构成:外层为浆膜层,中间为平滑肌层,内层为黏膜层。输卵管为卵子与精子相遇的场所,受精卵由输卵管向子宫腔运行。

卵巢的结构如何

卵巢(图 3)为一对扁椭圆形的性腺器官,其主要作用是产生卵子和激素,从而使女性具备正常的生理特征和生育能力。青春期前,卵巢表面光滑;青春期开始排卵后,表面逐渐凹凸不平,成年女性的卵巢大小约 4 cm×3 cm×1 cm,重 5～6 g,呈灰白色;绝经期后卵巢萎缩变小、变硬。卵巢位于输卵管的下方,卵

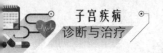
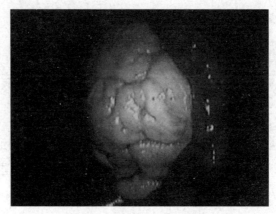

图3 卵巢

巢外侧以漏斗韧带连于骨盆壁,内侧以骨盆卵巢固有韧带与子宫相连。卵巢表面无腹膜,由生发上皮覆盖,其内有一层纤维组织即卵巢白膜。白膜下的卵巢组织可分为皮质和髓质两部分。皮质在外层,其中有数以万计的始基卵泡及致密的结缔组织;髓质在卵巢的中心部分,含有疏松结缔组织及丰富的血管、神经、淋巴管及少量与卵巢悬韧带相连的平滑肌纤维。髓质内无卵泡,平滑肌纤维对卵巢的运动具有作用。

与子宫邻近的器官有哪些

与子宫、卵巢及输卵管邻近的器官有尿道、膀胱、输尿管、直肠、阑尾等(见图4)。这些器官的增大、收缩、充盈或排空固然可以影响其他器官,而某一器官的创伤、感染、肿瘤等,更易累及邻近器官。

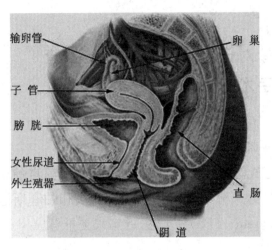

图 4　子宫及其邻近器官

　　女性生殖道具有自然防御功能：两侧大阴唇自然合拢，遮掩阴道口、尿道口；阴道口闭合，阴道前后壁紧贴，防止外界污染；宫颈内口紧闭，宫颈管黏膜分泌黏液，形成黏液栓，成为上生殖道感染的机械屏障。

子宫的疾病主要有哪几种

　　子宫疾病主要有子宫颈炎、宫颈上皮内瘤样病变、子宫内膜异位症、子宫肌瘤、子宫上皮内瘤样病变、子宫内膜癌、子宫颈癌等。

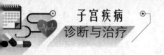

妇科门诊对子宫及宫颈常用的检查方法及手术有哪些

1. 宫颈脱落细胞学检查

包括巴氏涂片和液基细胞学检查,是目前宫颈癌筛查的主要方法。其结果分类方法有巴氏分类法和伯塞斯达系统(the Bethesda sytem,TBS)分类法,近年来更推荐应用 TBS 分类法及描述性诊断。

2. 巴氏涂片

用宫颈刮板在子宫颈外口与颈管交界处,以宫颈外口为中心轻轻刮取,收集的细胞标本按顺序、均匀地涂于载玻片上(不宜反复涂片或涂片过厚),95%酒精(乙醇)固定后显微镜观察细胞形态。

巴氏分类法分 5 级,巴氏 Ⅰ 级:正常;巴氏 Ⅱ 级:炎症;巴氏 Ⅲ 级:可疑癌;巴氏 Ⅳ 级:高度可疑癌;巴氏 Ⅴ 级:癌。由于该取材方法获取细胞数目较少,而且巴氏分级法对癌前病变无明确规定,未能与组织病理学诊断名词相对应,故目前应用已逐渐减少,逐步被 TBS 分类法所取代。

3. TBS 分类法及其描述性诊断

目前我国多数医院采用 TBS 分类法诊断。其是用宫颈细胞刷刷取细胞,收集子宫颈脱落细胞,经过细胞标本洗脱、离心等处理后,取细胞混悬液在显微镜下观察细胞形态。因为对细胞进行了沉淀,一方面使细胞在载玻片上均匀分布、易辨认,同时又排除了细胞被稀释造成的影响,这样可以提高非正常细胞的检出率。其与传统的宫颈刮片巴氏涂片检查相比明显提高了标本的满意度及宫颈异常细胞检出率。同时还能发现部分癌前病变,微生物感染如霉菌、滴虫、病毒、衣原体等。TBS描述性诊断报告主要包括以下内容。

(1) 未见上皮内病变细胞和恶性细胞。

(2) 上皮细胞异常,包括鳞状上皮细胞异常:不能明确意义的不典型鳞状细胞(ASCUS)、不能排除高级别鳞状上皮内病变不典型鳞状上皮细胞(ASC-H)、低度鳞状上皮内病变(LSIL)、高度鳞状上皮内病变(HSIL);腺上皮细胞改变,包括不典型腺上皮细胞(AGC)、腺原位癌(AIS)、腺癌。

(3) 其他肿瘤细胞:原发于宫颈和子宫体的不常见肿瘤及转移癌。

4. 宫颈脱落细胞 HPV DNA 检测

人乳头瘤病毒(human papilloma virus, HPV)属嗜上皮性病毒,现已确定有120余种,依据不同型别与宫颈癌发生的危险性高低分为高危型和低危型两类。低危型常引起外生殖器疣等良性疾病,如HPV6、11、42、43、44 型等;高危型则与宫颈癌及宫颈上皮内病变有关,如HPV16、18、31、33、34、39、45、51、52、56、58、59、68 型等,其中HPV 16、18 型与宫颈癌关系最为密切。在女性的一生中,可反复感染HPV,也可同时感染多种不同型别的 HPV,然而只有 10%～15% 的 35 岁以上女性呈持续感染的状态,持续 HPV 感染将有更高的宫颈癌风险。HPV

检测作为初筛手段可定位高危人群,比通常采用的细胞学检测更有效,HPV检测联合细胞学检查筛查宫颈癌及癌前病变可明显减少诊断性误差,提高准确性,更为推荐。HPV还可用于宫颈上皮内病变和宫颈癌治疗后随访和追踪的监测指标,预测病变的预后及复发。

5. 取材注意事项

(1) 避免月经期进行检查。

(2) 取材前48小时禁止性生活、避免阴道冲洗,以及激素类药物的使用。窥器除用生理盐水以外,不能使用其他润滑剂,应先取材再做阴道检查和阴超。

(3) 取材部位为宫颈管下段和宫颈移行带,取材时要对宫颈有一定压力,但不可出血,以免影响涂片效果。

(4) 该检查过程中会有轻微的牵拉感,敏感的人可能会感到轻微的疼痛。另外,检查后因操作原因导致少量阴道出血,一般无须特殊处理。

什么是宫颈活检? 什么是阴道镜检查

宫颈活检就是子宫颈的活体组织检查,即从宫颈上取一小块或几块组织做病理检查,以明确诊断。以往的宫颈活检目前普遍于阴道镜下进行。阴道镜(coiposcopy)分为光学阴道镜和电子阴道镜两种,是将充分暴露的阴道、宫颈在镜下放大10~40倍,通过观察这些部位的血管形态和上皮结构,辅以醋酸白试验、碘试验、绿色滤光镜,以发现与癌变有关的异型血管、异型上皮,并对可疑部位行定位活检,以提高宫颈疾病诊断率,但是阴道镜观察不到宫颈管。

阴道镜的适应证为:宫颈刮片Ⅱ级以上、TBS分类鳞状上皮细胞异常LSIL及以上者,HPV 16、18型阳性者,宫颈锥切术前确定切除范围,妇科检查怀疑宫颈癌者,宫颈病变治疗后复查和评估,宫颈息肉及其他赘生物;其他怀疑外阴、阴道病变者。

阴道镜或宫颈活检时应注意的事项如下。

(1) 术前需要检查阴道有无炎症,排除阴道炎,有阴道炎症应治愈后方可进行。

(2) 月经期前及月经期不能活检,创面不易愈合,有增加子宫内膜异位风险。

(3) 检查前24小时避免阴道用药、冲洗、性生活等。

(4) 严重的内科疾病需谨慎。

(5) 体温超过37.5 ℃者不宜活检。

(6) 近期做过活检者需待原活检部位炎症消退、出血停止后再重复检查。

阴道镜的步骤主要如下。

(1) 患者取膀胱截石位,阴道窥器充分暴露宫颈阴道部,生理盐水棉球擦净宫颈、阴道分泌物;调节物镜焦距使图像清晰,观察宫颈上皮、血管有无异常;醋酸白试验、碘试验、可疑部位活检,取材时先取宫颈下唇再取宫颈上唇。

(2) 考虑病变在宫颈管内可行宫颈管内膜刮取术,但是妊娠期禁止宫颈搔刮(ECC)。

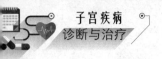

（3）宫颈活检后活检创面用止血纱布，再以带尾纱球压迫止血。

（4）标本送病理。送病理标本应标明标本来源（子宫颈、宫颈管）及位于宫颈的具体位置（几点位置）。

（5）溃疡处的活检，少取坏死组织，应取溃疡周边异常上皮。

（6）术后忌同房、盆浴、阴道冲洗两周。

什么是诊断性刮宫

诊断性刮宫是诊断宫腔疾病最常采用的方法，是刮取宫腔内容物做病理检查以协助诊断。如果怀疑有宫颈病变时，则需要对宫颈管及宫腔分步进行，称为分段诊刮。

诊断性刮宫的适应证如下。

（1）子宫异常出血或阴道排液，须证实或排除子宫内膜癌、宫颈管癌者。

（2）子宫内膜增厚、怀疑宫腔占位如内膜息肉、黏膜下肌瘤等。

（3）不孕或月经失调患者行诊断性刮宫了解排卵及子宫内膜病变情况及其对性激素的反应。

（4）宫腔内组织残留及功能失调性子宫出血患者诊断性刮宫可以有助于诊断及及时止血。

异常子宫出血时，根据情况随时诊刮。如果是为了了解卵巢有无排卵，应该选择月经前或月经来潮 12 小时内。

其操作步骤如下。

（1）术前核对化验、测试体温、排空膀胱。

（2）外阴消毒铺巾、消毒宫颈和阴道，宫颈钳钳夹宫颈前唇。

（3）用小刮匙自宫颈内口至外口顺序刮宫颈管一周，切勿过深探入宫腔，注意宫颈管内有无明显病灶。将刮取组织置纱布上，然后再进入宫腔刮取子宫内膜。刮出组织分别送病理检测。

诊断性刮宫术应注意哪些事项

诊断性刮宫时应注意以下几点。

（1）对术中可能导致大出血的疾病，术前应注意输液、配血、缩宫素的使用等。

（2）出血时间长，术前存在感染者，术前、术后使用抗生素抗感染治疗。

（3）高危刮宫如哺乳期、绝经后、疤痕子宫及恶性肿瘤可能、子宫畸形、子宫过度屈曲等，刮宫时要注意预防穿孔，必要时在 B 超定位下进行。

（4）刮宫时，怀疑内膜结核者，重点刮双侧宫角部。

（5）怀疑子宫内膜癌时，随时尽早刮宫。刮宫不能过度，以免引起大出血、子宫穿孔、癌细胞扩散，但仍应该全面刮宫，避免遗漏。

（6）术后禁止同房、盆浴两周，术后口服抗生素预防感染。

（7）术后尽快追踪，出病理报告。

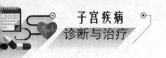

什么是宫颈环形电切术

宫颈环形电切术(loop electrical excision procedure, LEEP)主要用于宫颈疾病的诊断和治疗。其手术指征是:①宫颈上皮内瘤变(cervical intraepithelial neoplasm, CIN)分级,CIN Ⅰ不能随访者或者持续两年;②CIN Ⅱ;③CIN Ⅲ(部分有经验的医生将其作为手术适应证);④细胞学与阴道镜检查有密切相关,怀疑CIN者。

术前准备:手术时间应选择月经干净后3～7天。常规阴式手术术前准备。

手术步骤及注意事项:①常规消毒、导尿;②碘液涂宫颈、碘试验;③选择适宜的电切环,以适宜的速度环形电切宫颈,球形电极止血;④所切割的标本应分别注明部位,标本送病理;⑤手术创面处理:宫颈锥切创面应用棒状电极电凝止血。若电凝止血失败则应行缝合止血。

手术时应注意不能治疗过度,也不要治疗不足。治疗过度是指切除了不该切的转化区,切除组织未见CIN。治疗不足是切除边缘阳性或切除标本见浸润癌。究其原因可能是术前评估不足。

术后注意:随诊病理结果并决定下一步处理。禁性生活及盆浴3个月。术后定期随访。

LEEP术的并发症:剧烈腹痛和出血。术后两周可有阴道排液、恶臭白带或血性白带。术后晚期出血多在术后7～14天,术后晚期出血可视出血情况使用无菌纱布压迫止血、棒状电极电凝止血。若电凝止血失败则应行缝合止血。LEEP 虽不影响生育力和妊娠转归,但过多地切除宫颈组织将引起宫颈狭窄或宫颈功能不全,其他如感染、子宫穿孔、膀胱或直肠损伤,或引起子宫内膜异位症等。术后 2~4 周内安排随诊复诊,查看病理报告,告知复诊频率及具体随诊计划。

术后随访:CIN 患者治疗后仍属于宫颈癌高危人群,需长期随诊,至少要持续至术后 20 年,甚至终身。方法有细胞学、高危型 HPV,必要时复查阴道镜。术后每 3 个月复查细胞学、HPV、阴道镜,2 次阴性后改为每 6 个月复查一次。连续 3 次正常后可改为每年一次。

诊断子宫疾病时有哪些超声检查

诊断子宫疾病时的超声检查主要包括 B 型超声检查、彩色多普勒超声检查、三维超声影像、超声造影等。

1. B 型超声检查

它是应用二维超声诊断仪,在屏幕上以强弱不等的光点、光团、光带或光环,显示探头所在部位脏器或病灶的断面形态及其与周围器官的关系。

2. 彩色多普勒超声检查

其是在普通 B 超的基础上出现了彩色-多普勒超声波探测诊断技术,观测到的图像以红蓝两色为主,面向探头的呈现红

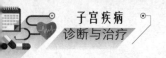
色,反之为蓝色。信号经过彩色编码后形成的彩色多普勒超声血流图像。因此彩色多普勒超声既具有二维超声的结构图像,又同时提供了血流动力学信息。

3. 三维超声

普通 B 超和彩色 B 超都是二维平面图像,三维超声是将二维图像通过计算机软件重建形成立体的三维图像。

4. 超声造影

它是利用造影剂使后散射回声增强,明显提高超声诊断的分辨力、敏感性和特异性的技术。随着仪器性能的改进和新型声学造影剂的出现,超声造影已能有效地增强实质性器官或空腔器官的超声影像和血流多普勒信号,提高图像的对比分辨率。

根据检查的途径分为经腹壁超声和经阴道超声。目前妇科临床较多使用的是经阴道超声。经阴道超声的优点如下。

(1) 分辨率比腹部探头明显增强。探头在阴道内紧贴宫颈及后穹隆,不需要经过腹壁皮肤、肌肉、膀胱、肠道等器官而导致讯号衰减(尤其肥胖患者),所以对盆腔脏器显示更清晰。尤其是对后位子宫、子宫内膜癌、子宫肌瘤及后盆腔肿块等的观察。

(2) 不需要憋尿,为患者争取时间,且患者不受充盈膀胱之不适。

其缺点如下。

阴道探头聚焦区在 10 cm 以内。对子宫大肌瘤、盆腔大肿瘤等,经阴道超声不能显示全貌。

经阴道超声检查的禁忌证如下。

(1) 对处女、阴道畸形患者禁用;

（2）月经期、流产术后、近期阴道宫颈手术者慎用，易导致感染和损伤。

超声检查在妇科临床上有哪些用途

超声检查对人体损伤小，具有可重复性、实时性，诊断准确而广泛。其用于妇科领域，卵巢肿瘤、子宫肌瘤（肌瘤部位大小及数目）、子宫肌腺病和腺肌瘤、盆腔炎性疾病（盆腔包块、输卵管积液积脓）、卵巢囊肿破裂、子宫恶性中胚叶混合瘤、子宫内膜病变、盆腔子宫内膜异位症、卵泡发育的监测、宫内节育器探测、介入超声的应用等。

妇科超声可经腹或经阴道，腹部超声检查前需适度充盈膀胱，以形成良好的透声窗，更清楚地观察盆腔内脏器和病变；经阴道超声对于盆腔深部器官的观察效果更佳，患者不必充盈膀胱，无创无痛，尤其适用于急诊患者，但是无性生活者不宜使用。

彩色多普勒超声对子宫动脉、卵巢血流的敏感性、显示率高。其妇科主要优点在于良恶性肿瘤鉴别诊断价值，能很好地判断盆、腹腔肿瘤的边界及肿瘤内部的血流分布。

三维超声可较清晰地显示组织或病变的立体结构，有助于妇科良、恶性肿瘤的诊断和鉴别诊断。

超声造影在妇科主要应用于卵巢肿瘤的良、恶性鉴别；子宫肌瘤、子宫腺肌症、子宫内膜癌的诊断；宫腔超声造影等。

介入超声更多用于疾病的治疗，如盆腔脓肿的穿刺引流，在

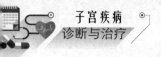

阴式超声引导下对成熟卵泡进行采卵等。

什么是 CT 和 MRI

计算机体层扫描(CT)是采用 X 线成像技术诊断疾病,在妇科主要用于妇科肿瘤治疗方案的制定、预后估计、疗效观察及术后复发的诊断。CT 主要用于盆腔肿瘤良恶性的鉴别诊断,同时能显示肿瘤与肠道的粘连、输尿管受侵、腹膜后淋巴结转移。磁共振成像(MRI)检查是利用磁共振成像技术来诊断疾病。MRI 对软组织分辨率高,无放射性损伤,无骨性伪像,在妇科主要应用于妇科肿瘤的诊断和手术前的评估。在卵巢肿瘤定位诊断特异性方面 CT 不如 MRI。在恶性肿瘤术前分期方面 MRI 属最佳影像学诊断手段。

妇科肿瘤标志物有哪些

肿瘤标志物是肿瘤细胞异常表达所产生的蛋白抗原或生物活性物质,可在肿瘤患者的组织、血液或体液及排泄物中检测出,有助于肿瘤诊断、鉴别诊断及检测。用于妇科肿瘤诊断的主要标志物如下。

1. 癌胚抗原 125

癌胚抗原 125(cancer antigen 125, CA125)检测方法多选用放

射免疫测定方法和酶联免疫法。常用血清检测域值为 35 U/ml。CA125 在胚胎时期的体腔上皮及羊膜有阳性表达。CA125 是世界上应用最广泛的卵巢上皮性肿瘤标志物,在多数卵巢浆液性腺癌表达阳性。临床上广泛应用于鉴别诊断盆腔包块、检测治疗后病情进展、判断愈合等。持续的血浆 CA125 高水平或下降后又升高提示肿瘤残留、复发或恶化。CA125 在治疗后 3 个月内下降至正常水平为治疗有效。CA125 对子宫颈腺癌及子宫内膜癌的诊断也有一定的敏感性。子宫内膜异位症患者血 CA125 水平增高,但很少超过 200 U/ml。

2. NB/70K

NB/70K 是用人卵巢癌相关抗原制备出的单克隆抗体,正常血清检测域值为 50 AU/ml。对卵巢上皮肿瘤敏感性达 70%。临床与 CA125 同时使用,提高肿瘤检出率。特别对卵巢癌患者早期诊断有益。

3. 糖链抗原 19-9

糖链抗原 19-9(carbohydrate antigen19-9, CA19-9)是由直肠癌细胞系相关抗原制备的单克隆抗体,血清正常值为 37 U/ml,对消化道肿瘤有标记作用外,对卵巢上皮性肿瘤也有约 50% 的阳性表达,卵巢黏液性腺癌阳性表达率可达 76%,而浆液性肿瘤为 27%,子宫内膜癌及子宫颈管腺癌也可阳性。

4. 甲胎蛋白

甲胎蛋白(alpha-fetoprotein, AFP)是由胚胎肝细胞及卵黄囊产生的一种糖蛋白,血清正常值为 <20 μg/L。AFP 是属于胚胎期的蛋白产物,出生后部分器官恶性病变时可以恢复合成

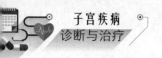

AFP 的能力。在卵巢生殖细胞肿瘤中,相当一部分类型的肿瘤 AFP 水平升高。卵黄囊瘤(内胚窦瘤)血浆 AFP＞1 000 $\mu g/L$,卵巢胚胎性癌和未成熟畸胎瘤血浆 AFP 水平可升高,部分也可＞1 000 $\mu g/L$。因此,AFP 对卵巢恶性生殖细胞肿瘤尤其是内胚窦瘤的诊断及监视有较高价值。

5. 癌胚抗原

癌胚抗原(carcinoembryonic antigen, CEA)属于一种肿瘤胚胎抗原,胎儿胃肠道及胰腺、肝脏有合成 CEA 的能力,出生后血浆中含量甚微。多种妇科恶性肿瘤如子宫颈癌、子宫内膜癌、卵巢上皮性癌、阴道癌、外阴癌等均可表达阳性。在妇科恶性肿瘤中,卵巢黏液性腺癌阳性率表达最高,Brenner 瘤、子宫内膜样癌及透明细胞癌也有相当水平表达,浆液性肿瘤阳性率相对较低。CEA 用于检测各种妇科肿瘤的病情变化和观察治疗效果有较高临床价值。

6. 鳞状细胞癌抗原

鳞状细胞癌抗原(squamous cell carcinoma antigen, SCCA)血浆正常域值为 1.5 $\mu g/L$,是从宫颈鳞状上皮细胞癌分离制备得到的一种肿瘤糖蛋白相关抗原,SCCA 对绝大多数鳞状上皮细胞癌均有较高特异性,如宫颈鳞癌、外阴阴道鳞状上皮细胞鳞癌等,血浆水平与宫颈鳞癌患者病情进展及临床分期有关,SCCA 对肿瘤患者有判断预后、监测病情发展的作用。

7. 人附睾蛋白 4

人附睾蛋白 4(human epididymis protein 4, HE4)血浆中正常阈值为 150 pmol/L。HE4 是继 CA125 之后被高度认可的又一上

皮性卵巢肿瘤标志物。HE4 在浆液性卵巢癌和子宫内膜样卵巢癌中明显高表达,在正常卵巢上皮中并不表达,在子宫内膜癌中也有一定的表达。因此,HE4 联合 CA125 检测在上皮性卵巢癌的早期诊断、病情监测和术后监测有重大意义。

子宫颈炎症

什么是子宫颈炎症

　　子宫颈炎是子宫颈部的炎性疾病,是妇科常见疾病,属于女性下生殖道炎症,多发于生育年龄的女性,老年患者也会随阴道炎而发病,包括子宫颈阴道部炎症及子宫颈管黏膜炎症。正常情况下,宫颈具有多种防御功能,是阻止下生殖道病原体进入上生殖道的重要防线,但宫颈也容易受各种外界因素的影响而发生损伤,如阴道炎、性生活、宫腔操作等,病原体可以经损伤部位进入而导致子宫颈管黏膜感染发生炎症。

　　临床上一般将宫颈炎分为急性和慢性两种类型,多见的子宫颈炎是急性子宫颈管黏膜炎,若急性子宫颈炎未经及时诊治或病原体持续存在,可导致慢性子宫颈炎。如宫颈炎症得不到及时彻底治疗,宫颈防线一旦破溃,病原体可逆行至上生殖道,从而引起盆腔炎症。

子宫颈炎是怎样发生的

　　许多得了宫颈炎的女性经常会问医生,自己的宫颈炎是怎样得的？关于这个问题，目前还没有肯定的结论。正常情况下，宫颈具有多种防御功能，可以阻断病原体侵入上生殖道，但由于宫颈管黏膜抗感染能力差，且容易受性生活、宫腔操作等的损伤，故容易发生感染。主要有以下几个原因。

1. 宫颈损伤

这是目前认为宫颈炎最常见的病因。急性子宫颈炎多见于不洁性交后，产后、剖宫产后引起的宫颈损伤，人工流产术及一些宫颈手术时扩张宫颈的损伤或穿孔，以及诊断性刮宫时宫颈或宫体的损伤等，病原体乘虚侵入即可引起感染。另外，不当使用高浓度的酸性或碱性药液冲洗阴道也可引起急性子宫颈炎。最常见的病原体为淋病奈瑟菌及沙眼衣原体，其次一般为化脓菌，包括葡萄球菌、链球菌、大肠杆菌，以及滴虫、霉菌等。除宫颈管柱状上皮外，淋病奈瑟菌还常侵袭尿道移行上皮、尿道旁腺及前庭大腺。慢性子宫颈炎多由急性子宫颈炎治疗不彻底所致，宫颈黏膜皱褶较多，病原体潜藏此处，感染不易彻底清除，往往形成慢性子宫颈炎，其病原体与急性子宫颈炎相似。也有患者不显示急性宫颈炎的症状，直接发生慢性宫颈炎。

2. 反复的阴道炎

阴道内正常的酸碱环境是保护女性生殖道内清洁的一道天然屏障。当各种炎症因子导致阴道炎时，阴道内往往产生大量有异味的白带，这种白带的产生改变了阴道内原有的酸碱度（pH），pH的改变可使宫颈管黏膜充血、水肿、增生并伴有黏膜组织的外翻异位，导致宫颈糜烂的产生。所以患急性阴道炎的女性常伴有子宫颈的急性炎症，这时可见宫颈上被覆大量脓性

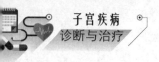

白带。当急性炎症治愈时,宫颈糜烂可以缩小甚至消失。如内源性病原体(细菌性阴道病病原体、生殖支原体)与感染有关,但也有部分患者的病原体不清楚。

3. 其他原因

阴道异物,如卫生棉条、产后或流产后阴道内遗留纱布,不洁性生活后阴道异物,子宫脱垂患者使用子宫托等;对杀精剂、冲洗剂中的化学物质过敏等,均可引起子宫颈急慢性炎症。由于阴道菌群持续异常、阴道不恰当冲洗,或其他化学物刺激,大多数宫颈炎会反复、持续感染。

对于性生活年龄过早、不注意性生活卫生、多个性伴侣、曾经患有性传播疾病者,宫颈炎的患病风险明显增高。

宫颈炎的病理改变有哪些

急性宫颈炎的病理改变主要有宫颈红肿、颈管黏膜水肿、宫颈口可有脓性分泌物流出。慢性宫颈炎的病理改变则主要有慢性子宫颈管黏膜炎、宫颈肥大、宫颈息肉、宫颈腺囊肿。有时只有一种病理改变,有时为两种或两种以上病理改变同时存在。下面具体讲讲这几种病理改变。

1. 宫颈肥大

由于慢性炎症的长期刺激,宫颈组织腺体和间质增生,使宫颈不同程度地肥大;腺体深部可能有黏液潴留形成囊肿,也使宫颈不同程度地增大;而纤维结缔组织增生,使宫颈硬度增加。

2. 宫颈息肉

慢性炎症的长期刺激可使宫颈局部的黏膜增生,由于子宫有排出异物的倾向,使增生的黏膜逐渐自基底部向宫颈外口突出而形成息肉。息肉可以是一个,也可以是多个。直径一般在1 cm以下,色红,舌形,质地脆,易出血,蒂宽窄不一,大多细长。息肉的根部附着于子宫颈的外口,也可附着在子宫颈管内。由于炎症存在,息肉摘除后仍有复发的可能。子宫颈息肉极少恶变,但应与子宫的恶性肿瘤鉴别。故息肉摘除后标本应送病理检查。

3. 宫颈黏膜炎

亦称宫颈管炎,指宫颈管内的黏膜及黏膜下组织有充血、水肿、炎性细胞浸润和结缔组织增生,病变局限于宫颈管,宫颈阴道部可以很光滑,仅见宫颈外口有脓性分泌物。宫颈黏膜炎常与腺囊肿同时发生。

4. 宫颈腺囊肿

子宫颈局部损伤或子宫颈慢性炎症使腺管口狭窄,黏液潴留,导致宫颈腺囊肿形成,检查时可见宫颈表面炎症,有单个或多个青白色小囊泡,内含无色黏液,刺破囊肿可流出无色胶冻状物。在B超上可见宫颈部有多个小的液性暗区。但是子宫颈腺囊肿大多数情况下是子宫颈的生理变化。子宫颈转化区内鳞状上皮取代柱状上皮过程中,新生的鳞状上皮覆盖子宫颈腺管口或伸入腺管内,使腺管口堵塞,腺管周围组织增生或瘢痕形成压迫腺管,使腺管变窄甚至闭塞,腺体分泌引流受阻,潴留而形成囊肿。故子宫颈腺囊肿通常不需处理。但深部的子宫颈腺囊肿

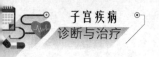
表现为宫颈肥大，应与子宫颈癌鉴别。

宫颈糜烂是严重的疾病吗？需要治疗吗

宫颈糜烂究竟是不是严重的疾病？长期以来困惑着广大女性。在这里我们必须要纠正一个常常被误解的概念，宫颈糜烂并不是一种疾病，子宫颈糜烂样改变只是一个临床征象，可为生理性改变，也可为病理性改变，并没有必要谈宫颈糜烂而色变。

宫颈糜烂形成的原因有生理性和病理性两种。

生理性柱状上皮异位即子宫颈外口处的子宫颈阴道外观呈细颗粒状的红色区，红色区为柱状上皮覆盖，由于柱状上皮非常薄，其下间质透出而成为红色。生理性柱状上皮异位是由于雌激素的作用，鳞状上皮与柱状上皮的交界部外移，子宫颈局部呈糜烂样改变，多见于青春期、育龄期女性雌激素分泌旺盛、口服避孕药或妊娠期，此为生理性宫颈糜烂。当雌激素水平下降，柱状上皮又可退回宫颈管。此种宫颈糜烂无须治疗。

炎症性糜烂，是慢性宫颈炎最常见的病理改变，亦称假性糜烂。其发生过程为各种致病因子导致宫颈的正常鳞状上皮脱落，正常位于子宫颈管内的黏膜组织移行异位至宫颈外口，使宫颈表面黏膜因充血水肿而致糜烂状态时称为宫颈糜烂，子宫颈外口周围有较多的脓性分泌物排出，浸渍子宫颈外口，宫颈周围的复层鳞状上皮失去活力而成片脱落，糜烂面与周围的鳞状上皮之间有一清晰的界限。此外，子宫颈上皮内瘤变及早期子宫颈癌也可使子宫颈呈糜烂样改变。因此,对于子宫颈有糜烂样改变者,需进行子宫颈细胞学检查和(或 HPV)检测,必要时行阴道镜及活组织检查以除外子宫颈上皮内瘤变或子宫颈癌。

根据糜烂表面的形态可将宫颈糜烂分为几种不同类型。

(1) 单纯型:外表平滑呈鲜红色,糜烂面仅为单层柱状上皮所覆盖。

(2) 颗粒型:炎症继续发展,腺上皮过度增生,并伴有间质增生,表面出现高低不平。

(3) 乳头型:间质增生显著,表面不平更甚,出现乳头状突起。

炎症消退可出现医学上所称的鳞状上皮化及鳞状上皮化生。根据面积大小,糜烂可分为三度:①轻度指糜烂面小于整个宫颈面积的 1/3;②中度指糜烂面占整个宫颈面积的 1/3～2/3;③重度指糜烂面占整个宫颈面积的 2/3 以上。宫颈糜烂,检查重于治疗! 由于子宫颈糜烂与早期子宫颈癌很难鉴别,在开始治疗之前,必须先明确诊断。也就是说,需要先做宫颈细胞学及HPV 病毒检查,必要时还要在阴道镜的指引下做活检,以排除子宫上皮内瘤变或子宫颈癌。

宫颈炎的临床表现有哪些

子宫形态为倒梨状,子宫颈是整个子宫的"梨蒂"部分,形状狭长,和阴道紧密衔接。按说,这样的解剖结构有利于细菌从阴

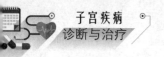

道闯进子宫并在子宫内致病。但是,子宫颈表层内的柱状上皮有很多腺体分泌黏液,这就可以粘住和阻挡入侵的病原体,同时阴道分泌物有杀菌作用而使阴道自净,故此形成一道天然屏障。反之,如果阴道的正常环境被破坏,就有可能致病。宫颈炎在临床上主要表现如下。

1. 白带增多

宫颈炎症并不是由某一种单一的细菌或病毒引起的,当宫颈受损时,会有机会遭遇多种病原体乘虚侵入引起感染,如淋球菌、衣原体、葡萄球菌、链球菌、大肠杆菌及滴虫、霉菌等。根据病原体种类、炎症的严重程度不同,白带的量、性质、颜色和气味也不同。如合并霉菌感染时,可呈乳白色黏液状或豆腐渣样;如合并滴虫感染时,白带呈细胞泡沫状并有臭味;如为淋菌或化脓性细菌感染时,白带呈黏液黄色脓性。

阴道分泌物刺激可引起外阴瘙痒及灼热感。妇科检查时可见宫颈红肿,有脓性分泌物自宫颈管内流出,宫颈有触痛,感染严重时,尿道、前庭大腺(亦称巴氏腺)亦同时感染而有脓液流出。随着白带增多,常刺激外阴引起外阴不适和瘙痒。若为淋病奈瑟菌感染,因尿道旁腺、前庭大腺受累,可见尿道口、阴道口黏膜充血、水肿及多量脓性分泌物。

2. 异常阴道出血

急性期时,子宫颈充血、水肿、黏膜外翻,有黏液脓性分泌物附着甚至从子宫颈管流出,子宫颈管黏膜质脆,容易诱发出血。中重度糜烂或伴有息肉形成时易有月经中期出血或性交后出血。

3. 小腹下坠感及腰酸

当子宫颈炎症沿宫骶韧带扩散到盆腔时,可有腰骶部疼痛、盆腔部下坠痛、性交时疼痛等。

4. 不孕

因宫颈炎导致白带发生量变和质变,白带变得黏稠,内含大量的细菌,同时也改变了阴道的酸碱环境,不利于精子的生存和游动、穿透,从而造成不孕。即使偶然侥幸怀孕,也容易流产、早产。也可因炎症组织变化,弹性下降,产程延长而发生难产。

5. 合并其他部位感染

女性生殖道是一个整体,宫颈组织并不是孤立存在的。因此,宫颈炎症常与阴道炎同时发生,也可与盆腔炎一起存在。当炎症蔓延至相邻的脏器如膀胱、泌尿道时,可出现尿频、尿急,解尿后外阴烧灼痛或下腹不适、发热等症状。在感染严重时,也可能经血液、淋巴等途径扩散至全身,从而诱发全身炎症反应。

如何诊断宫颈炎

是不是白带增多或者白带带有异味就是患有子宫颈炎呢?怎样才算是得了子宫颈炎?

一般说来,医生根据患者的临床症状及妇科检查不难做出子宫颈炎的诊断。尤其是急性子宫颈炎,根据检查所见,并依据微生物学培养结果即可明确诊断。

急性子宫颈炎的诊断依据如下。

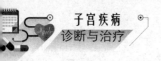

①阴道分泌物增多,子宫颈管肉眼见到脓性或黏液脓性分泌物;②经间期出血、性交后出血;③外阴瘙痒伴腰酸及下腹坠胀;④妇科检查时可见宫颈充血、水肿、糜烂及触血;⑤辅助检查白细胞检测:子宫颈管脓性分泌物涂片作革兰染色,中性粒细胞>30/高倍视野,阴道分泌物检查白细胞>10/高倍镜。阴道分泌物衣原体或淋球菌培养及酶联免疫吸附试验。宫颈口培养是诊断淋病的最佳方法。

慢性子宫颈炎的诊断主要根据临床表现,以及阴道检查时可见宫颈有不同程度的糜烂、肥大,有时质较硬,有时可见息肉、裂伤、外翻及宫颈腺囊肿,只是宫颈糜烂与子宫柱状上皮异位、宫颈上皮内瘤样病变或早期宫颈癌从外观上难以鉴别,需常规作宫颈刮片检查。目前已有电脑超薄细胞检测系统(thin prep pap test),使诊断的准确率较以前明显提高。对慢性子宫颈炎患者原则上建议常规行人乳头状瘤病毒检测(HPV),必要时做活检以明确诊断,电子阴道镜检查能提高诊断准确率。宫颈炎患者细胞学检查常常提示炎症,细胞呈良性反应性改变,如细胞学检查提示有异常细胞或病毒检测 HPV 阳性。疑似有宫颈恶性疾病患者,医生需给患者进行阴道镜检查,可以更容易观察到宫颈某些早期的、一般妇科检查难以发现的病变,甚至宫颈的癌前期病变。阴道镜检查是一种无创伤的检查。对于一些严重的宫颈病变,在阴道镜窥视下进行活检,以便及早发现宫颈的癌前病变,并及时进行治疗。

慢性子宫颈炎应注意与子宫颈常见的病理生理改变进行鉴别。主要包括下列疾病。

（1）子宫颈腺囊肿：绝大多数情况下是子宫颈的生理性变化。子宫颈局部损伤或子宫颈慢性炎症也可导致子宫颈腺囊肿形成。子宫颈腺囊肿通常不需处理，但深部的子宫颈腺囊肿表面无异常，表现为子宫颈肥大者需行子宫颈细胞腺癌鉴别。

（2）生理性子宫颈柱状上皮异位：如前所述，由于青春期、育龄期女性雌激素分泌旺盛，或口服避孕药或妊娠期，高雌激素的作用，鳞状上皮与柱状上皮的交界部外移，子宫颈局部呈糜烂样改变，此为生理性宫颈糜烂，无须处理。当雌激素水平下降，柱状上皮又可退回宫颈管，如绝经后女性。

（3）子宫颈上皮内瘤变：也可使宫颈呈糜烂样改变，炎症相关检查及宫颈细胞学检查和（或）人乳头瘤病毒（HPV）检测有助于鉴别诊断，必要时行阴道镜或组织检查。

（4）子宫恶性肿瘤：子宫颈息肉应与子宫颈的恶性肿瘤及子宫体的恶性肿瘤相鉴别。子宫体癌可从宫颈管脱出，内生型子宫颈癌亦可表现为宫颈肥大。必要时应行子宫颈管搔刮术进行鉴别。

急性宫颈炎该如何进行治疗

急性宫颈炎的治疗原则是以全身治疗为主，根据不同的情况采用经验性抗生素治疗及针对病原体的抗生素治疗，并结合患者病情的严重程度，采取个性化的用药方案，包括用药的途径（口服、静脉滴注等）、疗程、剂量等。急性宫颈炎的治疗力求彻

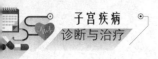

底,以免形成慢性宫颈炎。

对有不洁性生活史者,在病原体检测结果出来前可采用针对衣原体的经验性抗生素治疗。如对淋球菌感染常主张单次大剂量给药,常用药物为第三代头孢菌素、喹诺酮类及大观霉素。由于淋病奈瑟菌感染常伴有衣原体感染,因此,若为淋菌性子宫颈炎,治疗时除选用抗淋病奈瑟菌药物外,同时应用抗衣原体感染药物。对沙眼衣原体感染常用药物有四环素类、大环内酯类及喹诺酮类抗生素治疗,连用 7 日。若子宫颈炎患者的病原体为沙眼衣原体及淋病奈瑟菌,还应对其性伴侣进行相应的检查及治疗。治疗期间应禁止无保护性生活,直到性伴侣得到完全的治疗。其他药物包括抗病毒药物、抗真菌药物。

慢性宫颈炎该如何进行治疗

慢性宫颈炎的治疗原则主要是局部治疗。根据不同的病理类型采用相应的治疗方案,如物理治疗、手术治疗等。但由于慢性宫颈炎发病率高、治愈后容易复发,常常久治不愈。此外,由于慢性炎症的长期刺激及宫颈管的特殊结构,此处的感染很难彻底清除,病情顽固不易治愈。慢性子宫颈炎主要的治疗方法如下。

1. 物理治疗

这是目前临床上最常采用的方法。适用于宫颈表现为糜烂样改变、接触性出血且药物治疗无效者。其是通过各种物理方法清除糜烂面上的宫颈上皮,待坏死脱落后,由新生的鳞状上皮覆盖。疗程一般可达 3～4 周;病变较重者,需 6～8 周,使宫颈转为光滑。常用的物理治疗方法有激光治疗、冷冻治疗、微波治疗等。治疗前,应常规行宫颈癌筛查。急性生殖器炎症为治疗禁忌。治疗时间应选择在月经干净后 3～7 天。宫颈炎治疗后,均有阴道分泌物增多,甚至有大量水样排液,在治疗后 1～2 周脱痂时可有少许出血。若出血量多可行阴道填塞纱布压迫止血、口服止血及抗生素预防感染。在宫颈炎治疗期间及创面未完全愈合时,禁止盆浴、性生活和阴道冲洗,此过程一般需 4～8 周。物理治疗后可能会出现术后出血、子宫颈管狭窄、不孕、感染,故需定期复查,观察创面愈合情况直至痊愈,并了解有无宫颈狭窄。目前认为宫颈物理治疗不会影响受孕和生育。

宫颈息肉应该采取手术方法,切除标本送病理检查。

2. 药物治疗

药物治疗一般适用于轻度的、糜烂面小的宫颈炎。有各种中药制剂,将药物塞入阴道深处,使药物直接作用于宫颈局部,有一定疗效。宫颈管炎时根据细菌培养和药敏试验结果,采用抗生素全身治疗。

对于宫颈表现为糜烂样改变,但无症状的生理性柱状上皮异位者无须处理;子宫颈肥大,一般也无须处理。

如何预防宫颈炎

由于宫颈炎给女性的日常生活带来很多不便,甚至可能和

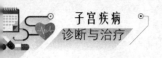

宫颈癌变相混淆,因此,预防宫颈炎就成为一件十分重要的事情。那么,如何预防宫颈炎的发生呢? 我们认为应该要做到以下几点。

1. 注意经期及性生活的卫生

年轻女性不可过早开始性生活,平时要节制性生活,不要过于频繁。经期禁止同房,人流术后、产后、宫腔手术后也不宜过早同房。每次同房前,无论男女都要养成清洗外生殖器的习惯,同时力戒粗暴的性交行为。对已发生各种细菌、病毒、滴虫、真菌及性传播疾病的感染者,应有针对性地给予对症治疗,治疗期间禁止性生活。避免不当阴道冲洗。

2. 避免性生活混乱,注重性安全,固定性伴侣

性生活时正确使用安全套。

3. 晚婚晚育

宫颈炎及宫颈癌多发生于已婚女性,未婚者极少,说明其与性生活关系密切。

4. 计划生育

由于多次妊娠分娩会对子宫颈造成刺激或损伤,致使宫颈上皮发生异常增生。故需认真采取避孕措施,避免多次分娩或人工流产而造成对宫颈的损伤。

子宫内膜异位症

什么是子宫内膜异位症

当你因痛经、慢性腹痛、性交痛、不孕或盆腔包块到医院就诊,这时往往会被告知有可能是子宫内膜异位症。而子宫内膜异位症就是本应生长在子宫腔的具有生长功能的内膜"跑"到宫体以外的部位,引起其他部位组织或器官的病变,并出现相应的疼痛和不适,这些疼痛和不适随着月经周期的循环而反复出现,常常被医生们简称为内异症。

内异症有与子宫内膜相同的腺体和间质,而且有很强的细胞增殖、浸润和复发性,其病变广泛、形态多样,有恶性肿瘤的临床行为,故称之为良性癌,成为难治之症,严重影响女性的身心健康。要警惕的是极少数患者会出现异位内膜组织或内膜样囊肿中的组织可以发生某些化生性改变甚至肿瘤性的转化,也就是说异位内膜组织腺体成分可以发生增生或伴有不典型,而出现腺上皮成分的肿瘤性转化,而当间质成分出现肿瘤性转化后则形成子宫外的间质肉瘤。由于子宫内膜异位症是一种雌激素依赖性疾病,因此只要有卵巢组织分泌雌激素,它就有可能逐渐加重。所以尽管现今的研究日渐深入,但对其发病机制仍无法完全解释,治疗结果亦未臻理想。

为什么会得子宫内膜异位症

子宫内膜异位症虽为良性病变,但它又具有类似恶性肿瘤的远处转移和种植生长能力。其发病机制扑朔迷离,目前比较一致的意见是用多因子的发病理论来解释其发病机制。这些发病学说如下。

1. 种植学说

1921年Sampson首次提出其播散途径包括经血逆流、淋巴和静脉播散及直接播散。月经期,经血从宫口、阴道排出人体外是顺流而下,但是有小部分经血或因其他原因夹杂着脱落的子宫内膜碎片,由输卵管进入腹腔,种植在盆腔脏器的表层形成子宫内膜异位病灶。也有学者认为子宫内膜组织可以像恶性肿瘤一样,通过血行和淋巴向远处转移。通过动物实验证明,将内膜组织注射到动物的静脉内,可以导致远处的种植,这也就解释了全身各部位子宫内膜异位症的发生。

2. 体腔上皮化生学说

卵巢表面的生发上皮和子宫、输卵管、盆腹膜表面的间皮在组织学上是可以相互移行的,与从苗勒氏管发生的输卵管、子宫、宫颈及阴道中、上段黏膜成分一样,都是起源于胚胎期的原始体腔上皮,当处于相同的体内环境或相同的致病因子作用下则可以产生同样的病变,即这些所谓的第二苗勒氏管部位如卵巢上皮、输卵管和子宫表面间皮、大网膜、盆腹腔的浆膜及肠道表面等,可以产生如苗勒氏管分化而成的器官同样的病变,其分化的方向可以是输卵管上皮、子宫内膜、宫颈黏膜或移形上皮和鳞状上皮。因此如果向子宫内膜方向分化则可以产生内膜样病变。这一学说解释了无法用种植理论解释的某些特殊部位发生的子宫内膜异位症。

3. 诱导学说

种植的内膜释放某种未知物质诱导未分化的间充质形成子宫内膜异位组织。该学说实际是体腔上皮化生学说的延伸。

当然子宫内膜发生异位后,能否形成异位症可能还与遗传因素、免疫因素、炎症因素,以及在位内膜的特性等因素有关。

哪些部位容易得子宫内膜异位症

具有活性的子宫内膜组织可以"跑"到身体的许多部位。其出现的概率依次是:卵巢、子宫直肠窝、盆腔腹膜、腹壁切口、膀胱、子宫颈、输卵管、肠壁、外阴、阴道及其他部位。甚至还有在眼视网膜、鼻腔、肺、胸膜发生内异灶的报道。下面介绍一下几种部位的子宫内膜异位症。

1. 腹膜型内异症或腹膜内异症

主要是有功能的内膜侵犯盆腔腹膜,根据病灶的结构和细胞活力,主要包括红色病变(早期病变)、棕色病变(典型病变)及白色病变(陈旧性病变)。

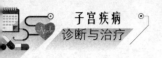

2. 子宫直肠陷凹及直肠阴道隔内膜异位症

子宫直肠陷凹是盆腔的最低处,也是子宫内膜异位症的好发部位之一。初期,在子宫直肠陷凹表面可见散在的紫蓝色小点,或灰红色皱缩的瘢痕。病变波及子宫浆膜面时,局部呈灰红色颗粒状粗糙面,表面常有膜状粘连带。随病程的进展,直肠与子宫后壁逐渐形成粘连,子宫直肠陷凹变浅,甚至完全消失,使子宫后屈固定。由于粘连紧密,手术分离十分困难。病变累及子宫骶骨韧带时,局部形成单个或多个硬结,盆腔检查时易扪及。

位于子宫直肠陷凹内的子宫内膜异位症可以向阴道直肠隔发展,逐渐形成包块压迫直肠,或直接向直肠壁浸润,严重者可导致肠腔狭窄。但直肠黏膜极少受累,如病变侵及直肠黏膜后,可有月经期便血现象。

3. 卵巢型内异症或卵巢子宫内膜异位囊肿

卵巢是子宫内膜异位症最常见的位置。发病年龄多在35~45岁。有两种表现,一种为早期在卵巢的表面可见到灰红色、棕色或蓝红色的小点及囊肿,囊肿仅数毫米大小,有时可以相互融合形成桑葚样结构,并有反复的穿破及出血,形成与周围组织的粘连,严重时与子宫及阔韧带等紧密粘连成片,妇科检查时像冰冻盆腔。手术剥离粘连时,有咖啡色的黏稠液体溢出。另一种是异位内膜向卵巢皮质侵入,反复出血机化,形成囊肿。由于囊肿在初期就常有穿破的特点,因此囊肿不会长得很大,一般5~6 cm,囊肿表面灰白色,镶嵌着棕色的斑块,大部分与周围组织有不同程度的粘连,囊肿内含黏稠咖啡色液体,囊肿较大时使整个卵巢成为囊肿而影响功能。囊肿可以是单侧,也可以是双侧的。由于在囊肿中含有褐色糊状液体,故也称卵巢巧克力囊肿。但是这种内含物不是内膜样囊肿特有的,卵巢囊肿有陈旧性出血或囊腺瘤有陈旧性出血后也可以有巧克力样的内容物。本症的病理变化特点是异位的子宫内膜受雌激素的影响,发生反复周期性出血从而导致病灶周围组织纤维化,最后形成结节或包块。切开包块及结节,可见陈旧性出血及瘢痕,镜检可见在盆腔子宫内膜异位中有子宫内膜腺体及间质。根据子宫内膜异位囊肿的大小和粘连情况分为Ⅰ型和Ⅱ型。

4. 输卵管子宫内膜异位症

输卵管子宫内膜异位症并不多见,常继发于卵巢内膜异位。导致输卵管的严重扭曲、管腔的阻塞。需要说明的是输卵管子宫内膜异位症不应和输卵管内膜异位相混淆,后者是指输卵管的上皮出现在输卵管以外的部位。

5. 外阴、阴道、宫颈子宫内膜异位症

外阴内膜异位症病灶常常发生在会阴撕裂处、会阴切开的瘢痕处及前庭大腺切除的伤口处。常会有会阴部痛胀,经前期性交困难,可随着月经周期有所变化。

阴道的子宫内膜异位症分为原发性和继发性两类。原发性多半是由于内膜种植于阴道壁的损伤处。继发性较常见,多继发于子宫直肠陷凹内,因此其最常见的部位在后穹隆。局部形成紫蓝色硬结节或多个息肉状突起,经前或月经期病灶可出血。患者常有性交困难及性交后出血的病史,全子宫切除而保留卵巢的患者阴道顶端伤口内膜异位可引起不规则的出血甚至无子

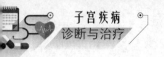

宫的假月经。检查时可见一个或多个压痛的结节,呈红色或暗蓝色。有时其表面可以溃烂脱落形成糜烂面,发生继发性感染,也可生长为内膜样息肉。

宫颈的内膜异位病灶可位于表浅的黏膜面,或深部间质内。病灶表浅者多系子宫内膜直接种植引起,肉眼可见宫颈表面有暗红或紫蓝色小颗粒,似出血的宫颈潴留囊肿,月经期可增大或出血,多与宫颈组织的损伤有关。典型的临床表现为月经前有少量不规则出血。深部间质内的病灶可能由子宫直肠陷凹的病灶直接蔓延所致。在宫颈剖面可见紫蓝色小点或陈旧积血的小囊腔。

6. 腹部疤痕内膜异位症

常发生在宫腔手术后,如剖宫产、剖宫取胎及肌瘤剥出术等。大部分均在筋膜前,少数可累及腹直肌。肿块有压痛,并随着月经周期发生变化。月经来潮时疼痛加剧。常被误诊为腹壁纤维瘤或转移性恶性肿瘤。

7. 其他部位内膜异位症

圆韧带及腹膜鞘状突内内膜异位症是盆腔内膜异位的一种。其表面有暗红色或蓝色小点,其中不仅有内膜组织而且有平滑肌组织。在腹股沟处可扪及肿块,随月经而有变化。

脐部内膜异位症的内膜组织多是化生而来,或通过淋巴管播散至脐部。表现为脐部蓝色的小结节。月经时增大、疼痛,并可以溃破,随月经周期性出血。

盆腔淋巴结内内膜异位症大部分是由于生殖器官肿瘤做盆腔淋巴结切除时偶然发现的。内膜通过淋巴逆转运至淋巴结内的可能性较大。

膀胱内膜异位症多见于膀胱表面,常在膀胱返折腹膜处,是盆腔内膜异位的一种,少见情况下可累及膀胱的肌层及黏膜,引起周期性血尿。这种情况常需与膀胱肿瘤相鉴别。

内膜异位症还可以发生于阔韧带底部的结缔组织中,如果累及骶丛神经可引起坐骨神经痛。

胃肠道内膜异位症多见于乙状结肠及直肠,发生于小肠者罕见。可有肠梗阻症状,在月经时出现恶心呕吐、腹胀及腹痛。另外子宫内膜异位症还可以出现在阑尾、肺、胸膜、心包膜、脑膜、大腿及手臂等部位,但相当罕见。

子宫内膜异位症有哪些表现

子宫内膜异位症的主要临床表现是疼痛和各种各样的不适,也有约25%的患者无任何不适。有统计显示,87.7%的内异症患者有痛经,71.3%有下腹痛,57.4%有全腹痛,56.2%有性交痛,42.6%有肛门痛,39.5%有排便痛。可见,其对女性的生活质量产生多么严重的影响。此外,内异症引起的不育可达50%,这也是许多患者最主要的苦恼。

下面分别介绍一下子宫内膜异位症的一些症状。

1. 腹痛

70%～80%的内异症患者会有不同程度的小腹疼痛,与病灶发展程度不完全一致,包括痛经、非经期腹痛(包括慢性盆腔痛、性交痛及排便痛等)。疼痛通常发生在下腹部,但有时可扩

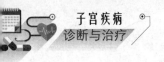
展到腰骶部及直肠、肛门附近。由于异位的子宫内膜病灶局部水肿、出血,刺激腹膜,出现一年比一年重的痛经,常表现为月经前1~2天即开始出现下腹坠痛或腰骶部坠胀、肛门胀憋有排便感、里急后重感,经期第二天达高峰。痛经严重者影响日常生活,不能坚持工作,痛经的症状随月经结束而消失。而当存在于阴道穹隆部异位子宫内膜结节、直肠凹陷结节或粘连,或卵巢粘连在盆底时,可产生性交痛。少数患者的巧克力囊肿可在行经期间发生自然破裂引起急性腹痛,产生突发性脐周或下腹剧痛,合并有呕吐、肛门坠胀等。卵巢巧克力囊肿(简称"巧囊")破裂是一种特殊类型的妇科急腹症,它是由于"巧囊"内液积存过多,使囊壁破裂、囊液外溢形成化学刺激,从而引发急性腹痛。也有一些患者仅出现周期性下腹不适,可能与痛阈的个性差异相关,仅有经期腰酸、下腹坠胀不适感。

2. 不孕

正常女性不孕率约为15%,内膜异位症患者可高达40%~50%。重度子宫内膜异位患者不孕的原因可能与盆腔内器官和组织广泛粘连和输卵管蠕动减弱,以致影响卵子的排出、摄取和受精卵的运行。但由于盆腔解剖无明显异常的轻症患者子宫内膜异位症也有发生不孕的,故子宫内膜异位症造成不孕的原因绝非单纯局部解剖异常所致。现多认为异位内膜患者的不孕还可能与黄体功能不足、未破卵泡黄素化综合征(luteinized unruptured follicle syndrome, LUFS)、自身免疫反应有关。

3. 月经异常

约15%患者有月经失调,表现为经量多,或经量少而经期延长,经前 2～3 天点滴出血也较常见。这些改变与卵巢间质受到异位内膜的侵犯或卵巢周围有重度粘连影响排卵、黄体功能不足或同时合并有子宫腺肌病或与子宫肌瘤有关。

4. 其他表现

当内异症病变累及膀胱腹膜反褶或侵犯膀胱肌层时,会同时出现经期尿急、尿频等症状;若病变侵犯膀胱黏膜则有周期性血尿和疼痛;当病灶压迫输尿管,可能出现输尿管绞痛,严重时可发生输尿管积水或肾积水。当内异症病变累及消化道,表现为大便次数增多或便秘、便血、排便痛等。当内异症病变累及呼吸道,表现为经期咯血及气胸。当内异症病变累及腹壁疤痕及脐部的子宫内膜异位,局部可出现与月经周期同步增大的肿块及疼痛。

医生在检查子宫内膜异位症患者时会发现哪些异常情况

医生在检查患者时,主要可以发现以下几种异常情况。

(1) 医生在做双合诊检查时,可以在宫骶骨韧带或子宫直肠凹处触及硬节,触痛明显。

(2) 子宫后倾固定,后穹隆有触痛。

(3) 子宫一侧或双侧可触及囊性或囊实性肿块,与周围组织粘连。

(4) 阴道直肠隔有触痛及结节。病灶向后穹隆穿透,在后穹

隆可见蓝紫色结节,月经期可有出血。

(5) 其他部位的异位病灶在经期均可发现肿大的结节。

诊断子宫内膜异位症还要做哪些检查

1. 血 CA-125 测定

内异症患者的血清 CA-125 通常高达 60～80 U/ml,可作为诊断内异症时的参考项目,但不能作为确诊指标。因为在卵巢肿瘤、子宫内膜癌、盆腹腔炎症、结核等患者的血清中也会有升高。

2. B 超检查

B 超可提示盆腔内子宫内膜异位囊肿,确定囊肿的位置、大小、形状及发现妇科检查时未触及的包块。但由于 B 超本身的局限性,它难以发现盆腔粘连和局灶性结节病灶,也难以确定盆腔包快的性质。所以,我们不能单纯根据 B 超的图像来确诊子宫内膜异位症。

3. CT 表现

可以作为临床诊断的参考。确定病灶侵犯的程度。

4. MRI 表现

MRI 对诊断内异症有较高的准确性,确定病灶的位置及与周围组织的关系。

5. 腹腔镜检查

虽然根据患者痛经、不孕及常规检查可以大致形成内异症的诊断,但确诊则应该根据腹腔镜的检查。内异症的临床特征比较鲜明,在其发病率日渐增多的今天,女性慢性盆腔疼痛(chronic pelvic pain, CPP)者中有71%是内异症;若CPP合并不孕,则84%是内异症。但引起盆腔痛,或者盆腹腔发生类似内异症(甚至更应该说,内异症病灶类似其他病症)表现者亦有很多,如卵巢癌、盆腔炎、结核性腹膜炎、浆液性腹膜癌、静脉瘀血综合征等,都应与内异症相鉴别。如仅根据临床检查,即按内异症治疗,不仅无效,还可能造成误诊误治,贻误病情。因此,目前最好的鉴别手段就是做腹腔镜检查并在腹腔镜下取活组织检查。

子宫内膜异位症应该与哪些疾病相鉴别

子宫内膜异位症主要需与卵巢恶性肿瘤、盆腔炎性包块及子宫腺肌症相鉴别。

1. 卵巢恶性肿瘤

当卵巢肿瘤发生盆腔转移后,其体征与卵巢内膜异位囊肿相仿,妇科检查时除可发现盆腔内有固定包块外,还可在子宫骶骨韧带处扪及转移性结节,但一般无压痛。包块多为实质性,患者也没有痛经。若肿瘤压迫盆底神经或肿瘤组织坏死出血,亦可出现下腹及腰骶部胀痛。此外,患者病程进展较快,一般情况较差,常有腹水,CA125往往明显增高。腹腔镜检查,以明确诊断。

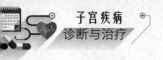
2. 盆腔炎性包块

化脓性盆腔感染可在子宫的一侧或双侧形成粘连性包块,称盆腔炎性包块。患者常有下腹及腰骶部胀痛,经量增多,经期延长,痛经与继发不孕。但痛经程度较轻,也无进行性加剧趋势。一般起病较急,常有产后、流产后或置环后感染的病史。此外,还可出现发热及血沉增高。结核性盆腔炎性包块患者一般有结核病史,进一步诊断可行诊断性刮宫或子宫输卵管碘油造影,未婚者可作盆腔 X 线片检查。

3. 子宫腺肌症

子宫腺肌症痛经症状与内异症相似,但多位于下腹正中且更剧烈,子宫多呈均匀性增大,质硬。经期检查时,子宫触痛明显,此病常与内异症并存。

子宫内膜异位症会发生恶变吗

这个问题是子宫内膜异位症患者最为关心的。内异症恶变率为 0.7%～2.5%,主要恶变部位在卵巢,其他部位如阴道直肠隔、腹壁或会阴切口内异症恶变较少。恶变主要是卵巢子宫内膜异位囊肿恶变为内膜样腺癌或腺角化癌或透明细胞癌。尽管我们很难预测或早期发现恶变,但如出现以下几种情况,还是应当充分重视。

(1) 有内异症病史的女性绝经后出现盆腔肿块。

(2) 卵巢子宫内膜异位囊肿直径＞10 cm,或有明显增大趋势。

(3) 血清 CA125＞200 U/ml。

(4) 影像学检查发现囊肿内有实质性结构或乳头。

(5) 患者的疼痛节律发生改变,如不仅仅在月经期。

什么是子宫内膜异位症生育指数

子宫内膜异位症生育指数(endometriosis fertility index, EFI)主要用于预测内异症合并不孕症患者腹腔镜手术分期后的自然妊娠状况,评分越高,自然妊娠概率越高。但前提是男方精液基本正常,女方卵巢储备功能良好且不合并子宫腺肌症。

子宫内膜异位症应该怎样进行治疗

子宫内膜异位症是一种常见的妇科疾病。长期以来,这种性质良性而却类似恶性的疾病一直困扰着患者和医生。因为尽管有多种方法可以治疗异位症,但结果却并不十分满意。

我们认为,子宫内膜异位症的治疗至少应该达到四个目的:减轻及控制疼痛,治疗及促成生育,减缩及去除病灶,预防及减少复发。很难说哪一种治疗是最好的,要根据患者情况选择,即考虑到患者的年龄、症状程度、病变轻重、婚姻及生育要求和过

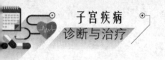

去的治疗状况综合分析,做到治疗的个体化。

治疗方法包括手术治疗、药物治疗、介入治疗、中药治疗及辅助治疗(如辅助生殖技术治疗)等。"三阶段"或"三期"治疗是指经历手术(腹腔镜或开腹)—药物(术后6个月)—腹腔镜手术(探查及处理)。一项报告分析,在活动性病变期,其复发率、复发间隔在"三期"治疗组均有改善,而非活动性病变,则未从上述治疗中获得疗效。

1. 药物治疗

药物治疗是为了抑制卵巢功能从而阻止内异症发展,减少内异症病灶活性,减少粘连形成。约半个世纪以前,人们已认识到妊娠及哺乳可使子宫内膜异位症缓解的事实,从而开始采用性激素治疗本病。目前尚无标准化的药物治疗方案,对于基本确诊的病例,不主张长期试验性治疗。选择药物时应考虑药物的不良反应、患者的意愿及经济能力。药物主要分为非甾体类抗炎药(NSAID)、口服避孕药、高效孕激素、雄激素衍生物,以及促性腺激素释放激素激动剂(GnRH-a)五大类。

(1) 非甾体类抗炎药。用于缓解慢性盆腔疼痛和痛经,但不能治疗或延缓疾病进展。根据需要使用,用药间隔一般不应少于6小时。

(2) 口服避孕药(孕—雌激素联合)。可抑制排卵,并直接作用于子宫内膜和异位内膜,致内膜萎缩。可连续或周期用药,长期连续服用可造成类似妊娠的闭经现象,称假孕疗法(pseado-pregnandy therapy)。一般认为该方法疗程愈短,复发率愈高。此法适用于轻度内异症、要求生育的年轻患者,以及手术后预防复发者。使用时应警惕血栓的风险。

(3) 高效孕激素。合成的高效孕激素可引起子宫内膜蜕膜样改变,最终导致子宫内膜萎缩,同时可负反馈抑制下丘脑-垂体-卵巢轴。一般连用 6 个月。使用时应警惕血栓的风险。

(4) 雄激素衍生物。代表药物为孕三烯酮,有抗雌、孕激素和抗性腺效应,可以使异位内膜萎缩吸收。治疗期间超过半数患者出现闭经症状。用药时间过长或剂量过大,有可能出现痤疮、多毛及声音低沉等男性化表现。其他副作用有脂蛋白代谢异常及肝损。

(5) 促性腺激素释放激素激动剂。其通过下调垂体功能,造成体内低雌激素状态,出现暂时性闭经,起到药物暂时性"去势"作用,又称此疗法为药物性卵巢切除(edicaloophorectomy),使异位内膜萎缩而达到治疗目的。故此疗法又称假绝经疗法。皮下或肌肉注射,每 28 天 1 次,共使用 3~6 个月或更长时间。副作用主要是低雌激素血症引起的围绝经期症状,如潮热、出汗、烦躁、抑郁、阴道干燥、性欲下降、失眠及骨钙丢失、关节痛等。停药后大部分症状可在短期内消失,并恢复排卵。但骨质丢失需要一年甚至更久时间方可恢复,因此,建议应用 GnRH-a 3 个月,应同时补充雌激素,即反向添加治疗(add-back therapy)。反添加治疗理论基础为"雌激素窗口剂量理论"学说,将体内雌激素的水平维持在不刺激异位内膜生长而又不引起围绝经期症状及骨质丢失的范围(E2 水平在 146~183 pmol/L)。

一组研究表明,给予反向添加者骨密度下降仅为 1%~2%,而对照组则有 4% 发生骨丢失。具体方案为①雌孕激素方案:

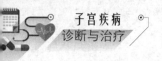
雌孕激素连续联合用药。戊酸雌二醇 0.5～1.5 mg/d,或雌二醇皮贴、雌二醇凝胶经皮涂抹等;孕激素多采用地屈孕酮、微粒化黄体酮或醋酸甲羟孕酮。②连续应用替勃龙,推荐 1.25～2.5 mg/d。

(6) 中医治疗。中国历代中医学者在运用中医中药治疗该病中积累了丰富的经验,子宫内膜异位症属于中医"痛经""症瘕""积聚""不孕"的范畴,《诸病源候论》曰:"妇人月水来腹痛者,由劳伤气血以致体虚,风冷邪气客于胞络,损伤冲任之脉。"中医一般采用辨证施治,以标本兼治为原则,温肾助阳,兼活血化瘀,调整机体的内环境,祛除产生该病的内因,同时温经活血祛瘀,使月经正常来潮,痛经逐渐消失,异位包块、结节、巧克力囊肿即为中医所说的"症瘕积聚"溶解、吸收、消散。服药期间月经正常来潮,同时有促进卵泡生长及促排卵作用,故可受孕,受孕后对胚胎无任何不良影响,而受孕又是治疗该病极好的方法之一。中医治疗子宫内膜异位症以其不良反应小,疗效肯定处于领先水平,故内异症中医治疗也是不错的选择,但应及早治疗。

2. 手术治疗

手术的方式和范围可分为三种,即保守性手术(保留生育功能)、半根治性手术(保留卵巢功能)、根治性手术。

(1) 保留生育功能手术。原则上指切净或破坏所有可见的异位内膜病灶,分离粘连,恢复正常的解剖结构,但保留子宫及一侧或双侧卵巢,至少保留部分卵巢组织。适用于药物治疗无效、年轻和有生育要求的患者。手术包括分离盆腔粘连、电灼或切除盆腔病灶、卵巢内膜异位囊肿剥出术等。较小的卵巢内膜异位囊肿很容易从卵巢中剥出,较大的或双侧卵巢囊肿也应将囊肿剥除,尽可能保留正常的卵巢组织。如手术未能满意切除病灶时,术后宜药物治疗3～4个月。手术后的妊娠率为40%～60%,而复发率也较高(约为40%)。因此,术后应鼓励患者尽早妊娠或使用药物以避免复发。一般以腹腔镜作为首选。

(2) 保留卵巢功能手术。如患者无生育要求,或因病情需要切除子宫而年龄在45岁以下者,应尽可能保留卵巢功能,行半根治性手术。术中切除子宫及子宫内膜异位病灶,保留一侧或双侧正常的卵巢组织,以免术后过早出现绝经期综合征。由于保留了卵巢功能,如有病灶残留则可能复发,但一般报告的复发率较低(约5%)。

(3) 根治手术。当病情严重无法保留卵巢组织,或年龄在45岁以上的近绝经期患者,应选择根治手术治疗,即行全子宫及双侧附件切除术,不保留卵巢功能。双侧卵巢切除后,残留的病灶将自行萎缩吸收,故无复发之忧。但术后绝经期综合征的发生率较高,对症状严重者,可以给予激素替代治疗绝经期综合征。

内异症不是一次手术或几个月药物治疗便可万事大吉的,在某种意义上,其也像糖尿病、哮喘等疾病一样,需要较长时间的医患配合、追踪、咨询与指导,才能保证好的治疗结果。因此,

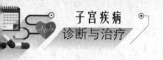
为了维护女性的健康,要加强对女性的医学科学普及,建立多方位队伍,为每位患者制订治疗计划。

不主张对怀疑为内异症者进行试验性治疗,如给予卵巢抑制的各种药物,更不主张较长时间地采取这种治疗方法,这可能会掩盖或贻误病情。腹腔镜检可提供诊断的金标准,如果有了附件包块,即使没有腹腔镜,开腹手术也是正确的。

内异症合并附件囊肿如何处理

如附件囊肿直径<4 cm,检查不能明确其性质,由于不排除卵巢非赘生性囊肿,故建议短期随访或者口服短效避孕药3个月,若复查囊肿未缩小,则建议腹腔镜手术。如附件囊肿直径≥4 cm,建议首选腹腔镜手术治疗,明确诊断,清除异位内膜病灶及囊肿,分解粘连及恢复正常解剖结构,并缓解疼痛、治疗不孕。

内异症合并不孕症如何处理

要按照不孕症的诊疗路径进行全面检查,排除其他不孕因素。考虑到单纯药物治疗对自然妊娠可能无效,故而腹腔镜是首选的手术治疗方式,其能够评估病变的严重程度及预后,提高妊娠率。对于年轻的轻中度内异症、EFI评分高的患者,术后可以观察 6 个月,期待自然妊娠,同时给予生育指导;而对于 EFI 评分低、有高危因素者(年龄＞35 岁、不孕＞3 年,重度内异症、盆腔粘连、输卵管不通),应积极行辅助生殖技术助孕。助孕前应使用 GnRH-a 预处理,通常应用 3～6 个月。

怎样预防子宫内膜异位症

由于子宫内膜异位症对女性产生了那么多的困扰,尤其是由它引起的不孕更使患者痛苦万分。那么,有什么方法可以预防子宫内膜异位症的发生呢? 虽然现在暂时还未弄清楚子宫内膜异位症的发病机理,但根据实验及临床观察,已经知道一些因素与子宫内膜异位症的发生有关。针对这些因素采取相应措施,还是有可能降低子宫内膜异位症的发病率的。

1. 尽早治疗某些可能引起经血逆流的疾病

如处女膜闭锁、阴道闭锁或瘢痕狭窄、宫颈闭锁、子宫极度后屈等。

2. 积极预防医源性子宫内膜种植

(1) 月经前、经期或诊断性刮宫以后,应避免行输卵管通气、通水或子宫输卵管碘油造影术,以防将子宫内膜碎片送入盆腔。

(2) 宫颈电熨、冷冻治疗等小手术,宜在月经净后尽早施行,以免在下次月经期因宫颈创面尚未愈合,而导致脱落的子宫内膜种植其中。术时还应避免电熨头或冷冻头进入颈管过深,以

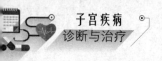
防术后颈管狭窄。

（3）人工流产电吸引术时，应避免突然降低宫腔的负压，宫腔压力的急剧变化，可将子宫内膜碎片推入输卵管及盆腔。

（4）凡进入宫腔的腹部手术，均应注意保护腹壁切口，避免将子宫内膜带至切口内种植。中孕剖宫取胎手术后并发腹壁瘢痕子宫内膜异位症的发生率较高，故应尽量避免行此种手术。

3. 口服避孕药可抑制排卵，促使子宫内膜萎缩。

如何看待绝经期子宫内膜异位症

子宫内膜异位症习惯上被认为是一种发生于行经年龄段的疾患，病因学说和组织发生学也与卵巢激素及月经周期息息相关。理论上讲，自然绝经及全子宫、双附件切除术的女性中应无此病存在，但事实并非如此。近年来，许多学者发现绝经期及全子宫、双附件切除术后的女性仍有子宫内膜异位症发生。那这是怎么回事呢？

1. 激素替代治疗

激素替代治疗（hormone replacement therapy, HRT）可以明显减轻更年期的症状及泌尿系统的萎缩，预防骨质疏松，调节血脂代谢，减少心脑血管疾病等。但不恰当的激素替代方案有发生子宫内膜异位症的风险。

2. 绝经前子宫内膜异位症

一部分患者为绝经前的子宫内膜异位症，绝经后子宫内膜还没有完全萎缩之故。

注意与以下疾病鉴别，如子宫内膜癌及宫颈癌、盆腔感染、卵巢肿瘤、直肠癌、膀胱癌等。

如何看待青春期子宫内膜异位症

虽然子宫内膜异位症是育龄女性慢性腹痛的主要病因，但在青少年中也有发病，只是未引起足够的重视。青少年子宫内膜异位症并不罕见，与成年女性的发病有差异，应引起临床医生足够的重视。

子宫内膜异位症是引起育龄女性腹痛的常见病因，同时也是不孕的原因，对于青少年患者，不孕并不是主诉，但进行性痛经常是这类患者的主诉。同时会有消化道症状、下腹部包块，下腹部包块是长期经血倒流阻塞引起的。

应提高对青少年子宫内膜异位症的认识，对于有痛经的青少年患者，仔细的盆腔检查会发现先天的发育畸形及盆腔包块。B超是无创且很有帮助的检查，而对于无法确诊的患者还可用腹腔镜进一步检查。文献对于有慢性腹痛的青少年患者进行腹腔镜检查，发现有40％的患者有子宫内膜异位症，多数是初期病变，病理检查也进一步证实这个说法。

满足条件的建议其早婚育，这对该病治疗是有好处的。

子宫腺肌病

什么是子宫腺肌病

子宫腺肌病是子宫内膜腺体和间质侵入子宫肌层中,伴随周围肌层细胞的代偿性肥大,是妇科常见病。近些年发病呈年轻化趋势,可能与剖宫产、人工流产等手术的增多有关。它与子宫内膜异位症的共同特点是均存在异位子宫内膜,但在发病机制和组织发生学上是不同的,临床表现亦有差异,属于两种明显不同的疾病,临床上常可并存。病变常常累及子宫后壁,子宫呈均匀性增大,前后径增大明显,呈球形,一般不超过妊娠 12 周子宫大小,质地硬。少数腺肌病病灶呈局限性生长,形成结节或团块,似肌壁间肌瘤,称为子宫腺肌瘤(adenomyoma),系局部反复出血导致病灶周围纤维组织增生所致,故与周围肌层无明显界限。子宫腺肌病的治疗手段较多,需结合患者的年龄、症状及生育要求进行个体化选择。常常结合手术、药物等综合治疗,与子宫内膜异位症的治疗相近。

子宫腺肌病是怎么发生的

子宫腺肌病的病因目前仍不明确。现认为可能由于子宫缺乏黏膜下层,当子宫内膜受到损伤,基底层内膜可直接侵入子宫肌层内生长,从而形成了病变。一般认为妊娠、刮宫术、人工流产手术及分娩可能是损伤子宫内膜基底层的主要原因。而血管淋巴管播散、上皮化生、雌激素、孕激素和催乳素等也参与了发病过程。

子宫腺肌病会出现什么症状

经量过多、经期延长的发生率为 40%～50%,经量一般大于80 ml,影响身心健康。月经过多主要与子宫内膜面积增加、子宫肌层纤维增生使子宫肌层收缩不良、子宫内膜增生因素有关。

进行性加重的痛经发生率为 15%～30%。疼痛位于下腹正中,常于经前一周开始,直至月经结束。

妇科检查提示子宫呈均匀增大或有局限性结节隆起,质硬且有压痛,经期压痛明显。

手术治疗一定要切除子宫吗

年轻患者要求保留生育功能的可进行病灶切除术,也可合并使用子宫动脉阻断术;无生育要求伴月经量增多者,可行子宫内膜去除术;痛经明显者可以考虑子宫动脉栓塞术(uterine arthery embolization, UAE);对无生育要求、年龄较大而症状严重者可考虑行子宫切除术,是否保留卵巢,取决于卵巢有无病变和患者年龄。

子 宫 肌 瘤

什么是子宫肌瘤

子宫肌瘤是女性生殖器官中最常见的一种良性肿瘤,多发于 30～50 岁,以 40～50 岁最多。据估计在 35～50 岁的女性中,20％～25％患有子宫肌瘤。

子宫肌瘤又称子宫平滑肌瘤,主要由于肌层平滑肌细胞增生形成。它是生长在子宫体内的一种良性肿瘤。近年来,子宫肌瘤患者的数量有增多的趋势,人们对子宫肌瘤的关注度也越来越高。许多媒体对子宫肌瘤的治疗更是说法多多,使得不少患者感到无所适从。

子宫肌瘤的病因及发病机制是什么

总的说来,对有关子宫肌瘤形成及生长的原因,至今仍不十分清楚。大量临床观察和实验结果表明子宫肌瘤是一种激素依赖性的肿瘤,雌激素是肌瘤生长的主要促进因素。

(1) 子宫肌瘤好发于性激素分泌旺盛的育龄期女性,青春期前少见,而绝经后大部分肌瘤逐渐缩小或停止发育。

(2) 妊娠期雌、孕激素的分泌量增加,肌瘤有增大倾向。

(3) 口服性激素如激素补充治疗会引起肌瘤增大。

(4) 抑制性激素分泌的药物治疗能使肌瘤缩小。

也有研究显示,子宫肌瘤可能存在遗传因素。子宫肌瘤还可能是由单一干细胞的突变所致。

子宫肌瘤是怎样分类的

子宫肌瘤(图5)的分类方法很多。大致有以下几种分类方法。

按肌瘤的生长部位可分为子宫体肌瘤和子宫颈肌瘤,以子宫体肌瘤多见。

按肌瘤与子宫肌层的关系可分为以下几种。

(1) 肌壁间肌瘤:肌瘤位于肌层内,周围均被肌层包绕,是最常见的一种肌瘤,占肌瘤的 60%～70%。小的肌瘤不引起子宫外形的改变,较大的肌瘤可隆起于子宫表面而使子宫变形不规则,但也可向宫腔突出。

(2) 浆膜下肌瘤:占 20%,肌瘤向浆膜面生长,突出于子宫,

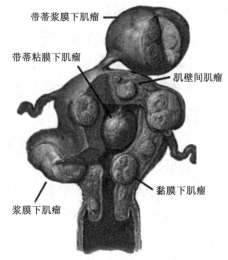

图5 子宫肌瘤

带蒂浆膜下肌瘤

带蒂粘膜下肌瘤

肌壁间肌瘤

黏膜下肌瘤

浆膜下肌瘤

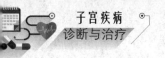

表面仅有子宫浆膜层覆盖;也可形成带蒂的浆膜下肌瘤。

(3) 黏膜下肌瘤:占 10%～15%,肌瘤向子宫黏膜面生长,突出于子宫腔,表面仅由黏膜面覆盖,多为单个。易形成带蒂的黏膜下肌瘤,在宫腔内犹如异物,引起子宫收缩而使肌瘤经宫颈排入阴道。由于蒂部供血不足,肌瘤表面可发生坏死、感染、溃疡、出血。

国际妇产科联盟(federation of gynecology and obstetrics, FIGO)将子宫肌瘤分 9 型。

0 型:有蒂黏膜下肌瘤;

Ⅰ型:无蒂黏膜下肌瘤,向肌层扩展≤50%;

Ⅱ型:无蒂黏膜下肌瘤,向肌层扩展>50%;

Ⅲ型:肌壁间肌瘤,位置靠近宫腔,瘤体外缘距子宫浆膜层≥5 mm;

Ⅳ型:肌壁间肌瘤,位置靠近子宫浆膜层,瘤体外缘距子宫浆膜层<5 mm;

Ⅴ型:肌瘤贯穿全部子宫肌层;

Ⅵ型:肌瘤突向浆膜;

Ⅶ型:肌瘤完全位于浆膜下(有蒂);

Ⅷ型:其他特殊类型或部位的肌瘤(子宫颈、宫角、阔韧带肌瘤)。

哪些症状提示有子宫肌瘤的可能

怎样才能知道自己是否患有子宫肌瘤呢?虽然子宫肌瘤诊

断的最终确定必须由医生来决定,但我们还是可以根据以下的症状来做出大概的估计。

1. 月经改变

月经改变是子宫肌瘤的主要症状。小肌瘤、浆膜下肌瘤通常不会引起月经的改变。肌壁间肌瘤使宫腔内膜面积增大、子宫收缩不良及子宫内膜增生,可引起月经周期缩短,经期延长,月经量过多等改变。黏膜下肌瘤,即使小肌瘤也可引起月经过多,有的甚至可导致严重贫血。肌瘤坏死、感染时可有阴道持续性或不规则流血,带蒂的黏膜下肌瘤成为宫腔内异物被排入阴道内时常常伴有大量出血。

2. 腹部肿块

当肌瘤较大时,患者有时在下腹部可扪及质硬、形态不规则的肿物,尤其在清晨膀胱充盈时更为明显。

3. 压迫症状

当肌瘤长到一定大小时可对周围器官产生压迫症状,子宫前壁的肌瘤压迫膀胱出现尿频、排尿障碍、尿潴留等。子宫后壁肌瘤压迫直肠可致排便困难。

4. 白带增多

肌瘤使宫腔面积增大,内膜腺体分泌增多,盆腔充血,致白带增多,黏膜下肌瘤排入阴道继发感染时可见血性白带。

5. 腹痛、腰酸

由于肌瘤压迫盆腔器官、血管、神经,使盆腔瘀血,出现腰酸,下腹胀痛,经期加重。浆膜下肌瘤瘤蒂扭转时会出现急性腹痛。

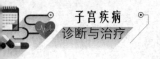

6. 不孕与流产

肌瘤如压迫输卵管使之扭曲,或使宫腔变形,妨碍受精卵着床可致不孕。巨大子宫肌瘤可引起宫腔变形,妨碍受精卵着床及胚胎发育而引起流产。资料显示,肌瘤患者自然流产率高于正常人群。

7. 贫血

长期月经过多导致继发性贫血,严重时出现乏力、面色苍白、气短、心悸等症状。

哪些检查有助于子宫肌瘤诊断

对怀疑有子宫肌瘤的患者,医生会给她们做哪些检查呢?

1. 妇科检查

肌壁间肌瘤的子宫常增大,表面不规则;浆膜下肌瘤可扪及与子宫有细蒂相连的球状块物;黏膜下肌瘤子宫多均匀增大,有时肌瘤位于宫口内或脱出在阴道内。有的患者无自觉症状而在妇科普查时得以发现。

2. 超声检查

为目前常用的辅助诊断方法。通过 B 超检查了解肌瘤的生长部位、数目,以及肌瘤内部是否均匀或液化、变性等。超声检查既有助于诊断子宫肌瘤,并为区别肌瘤是否变性提供参考,也有助于与卵巢肿瘤或其他盆腔肿块的鉴别。超声检查是诊断子宫肌瘤的常用方法,具有较高的敏感性和特异性;特别是经阴道超声以其更高的准确性目前广泛应用于临床。但对于多发性小肌瘤(如直径 0.5 cm 以下)的准确定位及计数还存在一定的误差。

3. 影像学检查

子宫输卵管碘油造影可协助诊断黏膜下肌瘤,有肌瘤者造影后摄片宫腔内有充盈缺损。MRI 检查能发现直径 0.3 cm 以下的肌瘤,对于肌瘤的大小、数量及位置能准确辨别,是超声检查的重要补充手段,但费用高。CT 一般不作为子宫肌瘤的常规检查,但能显示有无肿大的淋巴结及肿瘤转移等。

4. 宫腔镜检查

可直接观察宫腔形态,有无赘生物,主要用于观察黏膜下肌瘤的大小、位置。部分黏膜下肌瘤同时可进行肌瘤摘除手术。

5. 腹腔镜检查

当肌瘤需与卵巢肿瘤或其他盆腔肿块鉴别时,可行腹腔镜检查以直接观察子宫的大小、形态、肿瘤生长部位及性质。可同时进行手术治疗。

子宫肌瘤有哪些并发症

子宫肌瘤患者在肌瘤生长到一定大小时,会产生一系列的并发症。这些并发症包括以下几种。

1. 感染

因出血使致病菌侵入而导致子宫内膜炎、附件炎;黏膜下肌

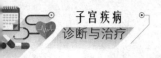

瘤排入阴道容易继发感染。

2. 继发性贫血

一些子宫肌瘤患者的月经量相当多。由于长期月经过多，可导致继发性贫血，严重时会有乏力、面色苍白，甚至引起贫血性心脏病。对于月经量异常增多的患者，应该到医院去检查一下有没有子宫肌瘤的可能，争取及时治疗，以免给身体健康带来严重的不良后果。

3. 瘤体扭转

由于体位变化、重力作用等原因，浆膜下子宫肌瘤可在其蒂部发生扭转，患者可出现急性下腹痛，需急诊手术治疗。妊娠期女性合并子宫肌瘤，如发生急性腹痛，亦有可能是子宫肌瘤蒂扭转，在诊治时需引起注意。

什么是子宫肌瘤的变性

子宫肌瘤患者在做 B 超检查时，常常会听到"变性"这个词。变性是病理学的有关术语，身体的任何组织都会发生变性。有些患者听到变性这个词后会相当紧张，以为有什么严重的后果，这是完全没有必要的。那么，这个变性是什么意思呢？这是说当肌瘤生长到一定程度时，肌瘤组织出现血供障碍、组织营养缺乏所发生的一些变化。这时，肌瘤组织就会继发各种变性。常见的变性有五种。

（1）玻璃样变性。又称透明变性，变性区域透亮、均匀。是最常见的一种变性。

（2）囊性变。子宫肌瘤透明变性继续发展，肌细胞坏死液化即发生囊性变，肌瘤质地变软，呈囊性。也较常见。易与妊娠子宫和卵巢囊肿混淆。

（3）红色变性。是一种特殊形态的变性。多见于妊娠期或产褥期，主要表现为急性腹痛、发热、恶心、呕吐，白细胞计数升高。肌瘤迅速增大、压痛。因变性肌瘤切面似半熟牛肉，呈肉红色而得名。具体发生机制目前尚不清楚。可能是肌瘤内小血管退行性变引起血栓及溶血、血红蛋白渗入肌瘤内所致。

（4）钙化。常见于绝经后女性或带有细小蒂的浆膜下肌瘤。由于血循环障碍，钙盐沉积，使肿瘤坚硬如石。

（5）肉瘤变。为子宫肌瘤的恶性变，发生率很低。多发生于肌壁间肌瘤，少数发生于黏膜下肌瘤，浆膜下肌瘤最少见。肌瘤肉瘤变表现为肌瘤迅速增大，阴道分泌物增多，呈浆液血性，不规则阴道出血或绝经后阴道出血。绝经后阴道出血需要特别警惕。

总之，我们对变性要有正确的认识。只要配合医生，定期进行妇科检查并随访 B 超，一般不会发生严重后果。

子宫肌瘤需要与哪些疾病鉴别

发现子宫的体积增大是不是就是子宫肌瘤呢？答案是：不一定。只有在与下列疾病进行鉴别后，才能做出子宫肌瘤的

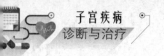

诊断。

(1) 妊娠子宫。妊娠有停经史、早孕症状,通过尿 HCG 测定及 B 超检查可明确诊断。

(2) 卵巢肿瘤。卵巢肿瘤多无月经改变,妇科检查时可见肿瘤偏向一侧附件,与子宫无直接联系。实质性卵巢肿瘤需与浆膜下带蒂肌瘤鉴别,肌瘤变性需与卵巢囊肿鉴别。通过 B 超可鉴别,有时需腹腔镜下方可明确诊断。

(3) 子宫腺肌症。子宫腺肌症常伴有继发性进行性痛经,子宫呈均匀性增大,局限型子宫腺肌病类似子宫肌壁间肌瘤,子宫腺肌症 CA125 可增高,可借助 B 超和 CA125 进行鉴别。有时两者可同时并存。

(4) 盆腔炎性包块。子宫肌瘤变性可发生腹痛,应与盆腔炎性包块鉴别,盆腔炎常有感染史,肿块界限不清。经过抗感染治疗后,妇科检查及 B 超可见肿块缩小。

(5) 子宫肉瘤。肿块生长迅速,多伴有腹痛及不规则阴道出血,B 超及核磁共振检查有助于鉴别,但需术后病理诊断方可确诊。

(6) 子宫颈癌。不规则阴道出血和阴道排液等症状,内生型宫颈癌需与子宫颈黏膜下肌瘤鉴别。B 超、宫颈 HPV、TCT、阴道镜、宫颈搔刮病理检查有助于鉴别。

(7) 子宫内膜癌。以异常阴道出血为主要症状,有时子宫肌瘤合并子宫内膜癌,B 超和宫腔分段诊刮、宫镜检查可协助诊断。

(8) 子宫畸形。单角子宫,可以在子宫旁扪及肿块,B 超可协助诊断。

子宫肌瘤患者如何选择治疗方式

现在子宫肌瘤的治疗方法很多,对此也是众说纷纭,使得患者无所适从。其实,只要到正规的医院,医生都会根据患者的年龄、有无生育要求、有无症状、肌瘤的大小及部位、生长速度等情况全面考虑后选择子宫肌瘤的治疗方式。子宫肌瘤的治疗方法主要有以下几种。

1. 等待观察

对肌瘤小并且无症状者,通常不需治疗。尤其近绝经年龄者,随着雌激素水平的下降,肌瘤可能自然萎缩,对这类患者可每3~6月随访一次。随访期间如发现肌瘤明显增大或症状明显,再考虑进一步治疗。

2. 药物治疗

药物治疗子宫肌瘤,只能使肌瘤缩小,达到减轻症状的目的,不能根治肌瘤,因而药物不能作为子宫肌瘤治疗的主要方法。一般适用于症状轻、接近绝经年龄或全身情况不宜手术者。

3. 手术治疗

根据患者年龄、生育要求,肌瘤引发的症状、大小、生长部位,身体一般情况及保守治疗的效果等来考虑是否进行手术治疗。对肌瘤合并妊娠者,一般情况下禁忌行肌瘤切除术。子宫肌瘤患者发生以下情况需考虑手术治疗。

(1) 要求生育、年龄在40岁以下者,能确定子宫肌瘤是导致

不孕或反复流产的原因时，为改善生育功能，避免肌瘤生长过大或妊娠后发生肌瘤红色变性者。子宫肌瘤患者准备妊娠时若肌瘤直径≥4 cm 建议剔除。

(2) 不需要生育，但有严重症状，药物治疗无效者，如月经过多导致严重贫血，出现膀胱或直肠压迫症状，瘤体超过 12 周大小，黏膜下肌瘤。

(3) 特殊部位肌瘤如宫颈肌瘤、阔韧带肌瘤等。

(4) 肌瘤生长速度快，怀疑存在恶变者。绝经后未行激素补充治疗但肌瘤仍生长。

手术禁忌证：生殖道或全身感染的急性期，严重内科疾患如心、肝、肾功能衰竭的急性期，严重的凝血功能障碍及血液病，存在其他不能耐受麻醉及手术的情况，膈疝患者禁行腹腔镜。

有哪些手术可以治疗子宫肌瘤

子宫肌瘤的手术治疗主要有肌瘤切除术、子宫切除术治疗。可采用经腹手术（包括腹腔镜和开腹两种术式）、宫腔镜手术、经阴道手术。随着微创技术的发展，很多经腹肌瘤切除术、子宫切除术逐渐由腹腔镜手术取代。

子宫肌瘤切除术有哪些注意事项

子宫肌瘤切除术即仅摘除子宫肌瘤而保留子宫。主要适用于希望保留生育功能、期望保留子宫者。术后避孕1～2年才可以受孕。子宫肌瘤切除术的禁忌证为：肌瘤恶变、盆腔有恶性病变；宫颈阴道细胞学图片异常或子宫内膜病理为异常增生保守治疗无效；合并盆腔感染，粘连严重者；肌瘤数目过多，不易切除干净者（相对禁忌）。

故术前3个月内有阴道细胞学图片，对异常子宫出血者应行分段诊刮，做内膜组织病理学检查以排除隐匿癌肿。宫颈术后肌瘤可复发，复发率一般为30%。复发时间多在术后2～3年，平均5年。肌瘤复发原因可能为肌瘤微小，术中触摸不清，难以切除导致复发，也可能为新生的肌瘤。子宫肌瘤切除术后妊娠有子宫破裂及胎盘植入的可能，到妊娠足月时需选择剖宫产为妥。

子宫肌瘤切除术的手术方式主要有哪些

1. 腹腔镜下子宫肌瘤切除术

随着医生经验的积累和手术器械的改进，腹腔镜的手术适应证范围逐渐扩大，可选择性代替经腹子宫肌瘤切除术。手术指征为有蒂的浆膜下肌瘤，中等大小（直径<9 cm）肌壁间肌瘤，肌瘤的数目最好不超过3个。禁忌证为黏膜下肌瘤或肌瘤过小（直径<4 cm），多发性子宫肌瘤为腹腔镜手术的相对禁忌，膈疝患者禁行腹腔镜。

2. 经腹子宫肌瘤切除术

对于肌瘤数目较多、肌瘤直径大、特殊部位的肌瘤、盆腔严

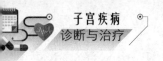

重粘连手术难度增大或可能增加未来妊娠时子宫破裂风险者宜行开腹手术。适用于浆膜下子宫肌瘤,单个或多个肌壁间肌瘤。子宫颈肌瘤易导致盆腔器官组织结构变形和异位。盆腔血管丰富,静脉丛易出血,止血困难。

术前应注意肠道准备,尤其是巨大宫颈肌瘤;术前备血;必要时输尿管插管,以免术中输尿管损伤。术中探明瘤体与输尿管的关系,尽量避免损伤输尿管。需自上而下游离输尿管并悬吊标记,在处理子宫主、骶韧带时,打开肌瘤包膜,在包膜内处理。

3. 经阴道黏膜下子宫肌瘤切除术

对突出于宫颈口外的黏膜下子宫肌瘤,可经阴道摘除。

4. 宫腔镜手术切除

宫腔镜手术治疗黏膜下子宫肌瘤优点为不开腹、创伤小、术后恢复快、疗效好及腹壁子宫无切口等。主要适合于 0 型黏膜下肌瘤;Ⅰ、Ⅱ型黏膜下肌瘤,肌瘤直径≤5.0 cm;肌壁间内突肌瘤,肌瘤表面覆盖的肌层≤0.5 cm;各类脱入阴道的子宫或子宫颈黏膜下肌瘤;宫腔长度≤12 cm;子宫体积小于孕 8～10 周,排除子宫内膜及肌瘤恶变。除通用禁忌证外,子宫颈瘢痕致子宫颈坚硬不能充分扩张者为宫腔镜手术的禁忌证。

肌瘤预处理:①合并贫血时应先行纠正贫血;②对于肌瘤体积过大、经宫腔镜检查评估,一次手术难以切除或肌瘤血液供应丰富的Ⅰ型、Ⅱ型黏膜下肌瘤或壁间内突肌瘤均需要酌情预处理,缩小肌瘤体积及减少瘤体血液供应,减少手术并发症的发生。术前应做好充分准备:宫颈准备(使用海藻棒或米索);备血;告知家属有开腹手术甚至子宫切除的可能。

手术并发症:①Ⅰ型、Ⅱ型肌瘤由于瘤体向子宫肌层内扩展,施术中时容易损伤到子宫肌壁引起肌壁组织损伤、大出血甚至子宫穿孔;②子宫颈损伤;③灌流液吸收与稀释性低钠血症。故手术应在B超监测下进行,避免子宫出血、穿孔及漏切。并注意观察灌流液的出入量,警惕低钠血症的发生。

子宫肌瘤子宫切除术有哪些注意事项

子宫超过12周妊娠大小,症状明显经药物治疗无效或考虑肌瘤有恶变可能,无生育要求、不期望保留子宫者可行子宫全切除术。对于年轻希望保留子宫颈者也可行子宫次全切除术,术前应注意子宫颈癌的筛查,以减少子宫颈残端癌的发生。年龄较大,特别是伴有宫颈病变时,以全子宫切除为宜。子宫切除保留宫颈的优点有:①手术简单,损伤小,不易损伤宫旁组织;②保留阴道原有长度及宫颈的正常分泌功能,对性生活影响小;③术后不会发生膀胱功能紊乱。而子宫切除保留宫颈的缺点是以后有患宫颈疾病如宫颈癌可能。子宫切除可经腹、经阴道或腹腔镜进行。阔韧带肌瘤、宫颈肌瘤及腹膜后肌瘤与输尿管解剖关系密切,手术有一定难度,可经腹手术。术中可同时切除双侧输卵管,是否保留卵巢需要根据绝经情况及患者意愿决定。

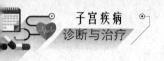

子宫肌瘤手术后有哪些注意事项

术后应注意监测生命体征。嘱患者术后尽早下床活动,避免下肢深静脉血栓形成。注意预防术后出血、感染。应根据子宫肌瘤分型指导术后避孕时间。

子宫肌瘤的其他微创手术或局部治疗有哪些

经导管子宫动脉栓塞术:是通过放射介入的方法,直接将动脉导管插到子宫动脉,注入永久性栓塞颗粒,阻断子宫肌瘤血供,以使肌瘤萎缩甚至消失。希望保留生育功能者不宜选用。

高强度超声聚焦消融:是在超声或 MRI 引导下,将体外低强度的超声波聚焦于体内的目标区域,形成高能量密度的焦点,致焦点区域的组织快速升温,在很短的时间内发生凝固性坏死,即消融。适用于要求保留子宫者,尤其适合于不能耐受或不愿意手术治疗者。

与传统的子宫肌瘤剔除术和子宫切除手术相比,这些方法多数通过缩小肌瘤体积,或破坏子宫内膜达到缓解子宫肌瘤症状的目的,不易取到肌瘤组织进行病理检查,但是更加微创甚至无创,其治疗方法各有优势及局限性。

子宫切除术的微创手术会出现哪些问题

1. 血管损伤

腹腔镜手术穿刺时发生腹壁小血管损伤,止血方便,可缝扎止血。发生大血管损伤概率小,但一旦发生要及时发现,及时止血,必要时需中转开腹止血。止血不及时可能危及生命。

2. 泌尿系统损伤

包括膀胱损伤和输尿管损伤。腹腔镜手术与经腹或经阴道手术相比,发生膀胱损伤的概率较高,尤其是合并盆腔粘连,子宫肌瘤较大或子宫肌瘤接近膀胱部位,分离膀胱时容易发生损伤。因此术前应充分评估,慎重做好手术方式的选择。一旦发生尽量术中修补,避免再次手术。输尿管损伤发生概率较小,但很难发现,损伤往往术后数日才能发现,发现后及时处理,处理不恰当可能影响肾脏功能。

3. 肠管损伤

容易发生电凝损伤,一旦损伤立即请外科会诊行修补术,必要时中转开腹。

4. 切口疝

较多发生于脐部穿刺孔,术中因需要大于 1 cm 的穿刺孔等。术后尽量待腹腔内气体排空后腹部变平方可拔除穿刺套管,完整缝合好伤口。术后 1 个月内避免增加腹压如大便屏气、负重等。术后若发生恶心、呕吐、腹痛等,及早行腹部射片或 CT 检

查,尽早发现尽早治疗。

哪些情况下可选择药物治疗子宫肌瘤

对子宫肌瘤的治疗,首先可以选用药物治疗。那么,在哪些情况下可以选用药物治疗呢? 主要有下列这些情况。

(1) 年轻患者,虽肌瘤较大但仍要求保留子宫,术前用药使肌瘤缩小,利于行肌瘤切除术。

(2) 不孕症患者,考虑不孕的原因在于子宫肌瘤影响,而手术治疗后需长时间避孕,且存在手术风险,用药后可使肌瘤缩小而暂时缓解手术,改善受孕条件,增加受孕机会。

(3) 有较大子宫肌瘤合并严重贫血暂时不能手术的,术前用药能改善症状,同时纠正严重贫血,减少术中出血。

(4) 多发性子宫肌瘤剔除术后,预防肌瘤近期复发。

(5) 有严重的合并症而不能手术者。

哪些情况下不能使用药物治疗子宫肌瘤

(1) 肌瘤生长过快或肌瘤发生变性,不能排除恶变者。

(2) 有异常子宫出血需排除子宫内膜病变。

(3) 浆膜下肌瘤发生蒂扭转。

目前治疗子宫肌瘤的常用药物有哪些

治疗子宫肌瘤的药物有两大类：可以缩小肌瘤同时减少出血量，如促性腺激素释放激素激动剂（gonadotropin-releasing hormone agonist，GnRH-a）、米非司酮；另一类是可以减少出血量但不能缩小肌瘤体积，如非甾体类抗炎药、氨甲环酸、避孕药、左炔诺孕酮缓释系统等。

1. 促性腺激素释放激素激动剂（GnRH-a）

目前常用的有抑那通（亮丙瑞林）、诺雷德、达菲林等。这类药通过抑制垂体-卵巢轴，使体内雌激素下降到绝经后水平，导致闭经，从而抑制子宫肌瘤生长并使其缩小，达到治疗目的。这类药物主要在术前应用以缓解症状，纠正贫血。术前用药使肌瘤缩小以利于手术切除。对因子宫肌瘤引起不孕的患者，孕前用药使肌瘤缩小以利于妊娠。有症状而不愿接受手术的近绝经期患者，用药3～6个月后可使肌瘤缩小50％以上，停药3～6个月随体内性激素水平恢复，子宫肌瘤再恢复长大至治疗前大小。使用GnRH-a后，由于雌激素水平下降，可能出现类似围绝经期综合征症状以及骨质含量降低。因此，GnRH-a不宜长期持续使用，一般用3～6个月。

2. 米非司酮

米非司酮为抗孕激素制剂，临床多用于术前预处理或围绝经期有症状的患者。米非司酮治疗子宫肌瘤可以快速缩小肌瘤

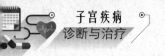
及子宫体积,快速止血,提高血红蛋白含量。临床上多用作术前预处理或围绝经期有症状的患者。其最大的优势是廉价、有效、不良反应少。国家食品药品监督局2014年正式批准米非司酮用于治疗子宫肌瘤,用量为10 mg/d,疗程为3个月。低剂量阴道点滴出血较多见。剂量过大或时间过长可能导致子宫内膜增生和抗糖皮质激素作用。米非司酮不良反应有停经、头晕、头痛、恶心、呕吐、乏力、潮热出汗、乳房胀等,停药后症状逐渐消失。故严重的心、肝、肾疾病患者及肾上腺皮质功能不全者禁用米非司酮。

3. 左炔诺孕酮宫内缓释系统(LNG-IUS)

可以通过使子宫内膜萎缩治疗月经过多,不能缩小肌瘤体积。但不适合黏膜下肌瘤,宫腔过大容易脱落,有时月经量过多也容易脱落。

4. 复方口服避孕药(COC)

可以控制月经周期减少出血量,治疗子宫肌瘤所致的月经点滴出血和月经量多,但不能缩小肌瘤体积。

5. 氨甲环酸

利于治疗月经过多,但不能缩小肌瘤体积。

6. 非甾体类抗炎药(NSAID)

可用于治疗月经过多,并能缓解痛经。但不能缩小肌瘤体积。

7. 中药

中药治疗子宫肌瘤以化瘀消症为主、减少月经量,但不能使肌瘤缩小或消失。

子宫肌瘤对妊娠有哪些影响

　　子宫肌瘤的患者在妊娠期由于雌激素水平增高,肌瘤可迅速增大,肌瘤内血液循环障碍,容易引起子宫肌瘤红色变性。带蒂的浆膜下肌瘤由于位置的改变可出现蒂扭转。这些情况对妊娠会产生一系列的影响。

　　黏膜下肌瘤可影响受精卵着床,肌壁间肌瘤过大可使宫腔变形或内膜供血不足引起流产。在妊娠早期容易引起流产;妊娠中期,较大肌瘤可引起胎位异常、胎儿发育受限;大的黏膜下肌瘤和胎盘附着处的肌瘤会导致并发症,例如疼痛(肌瘤变性)、阴道出血、胎盘早剥、胎儿生长受限和早产等。分娩时可引起宫缩乏力;肌瘤位于子宫下段时,会因产道梗阻造成难产;产后容易出现产后出血、感染。

　　为了把子宫肌瘤对妊娠的影响降低到最小,在妊娠期应注意防止流产、早产,注意休息,避免性生活。发生红色变性时,经卧床休息、镇痛、预防感染等治疗,多可自行缓解。产后还要注意预防产后出血、感染。一般伴随子宫复旧,肌瘤也会相应缩小。

如何处理子宫肌瘤合并妊娠

　　怀孕可同时合并子宫肌瘤,孕妇不必过分紧张。妊娠期间

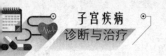

子宫肌瘤手术应慎重。一般来说,暂时不用处理。因为手术刺激子宫收缩反而容易诱发流产和早产。孕期肌瘤虽大,但多不影响妊娠,且产后几乎均会逐渐缩小,即使大的肌瘤在分娩 3 个月后有时也可能触不到。妊娠期肌瘤水肿、充血、变软,以致界限不清,往往难以切除干净。妊娠期的子宫血运丰富、充血,切除肌壁间肌瘤可能引起严重的和不可控制的大出血。孕期肌瘤切除术后子宫壁的伤口可能在晚期妊娠时破裂。子宫肌瘤红色变性,首选保守治疗,包括卧床休息、补液及一般支持治疗,应用抗生素预防感染,有宫缩者予宫缩抑制剂,必要时予以镇静剂、止痛剂。

妊娠期需处理的肌瘤如下:浆膜下肌瘤蒂扭转、肌瘤红色变性保守治疗无效或诊断可疑者。手术宜在孕 24 周前进行,因为妊娠中期胎盘发育完善,子宫也不是过大,对外界刺激反应低。术前应告知孕妇手术风险。术后予以宫缩抑制剂和抗生素。

根据肌瘤大小、部位及产程进展情况,可选择阴道分娩。子宫肌瘤位置低,影响胎头下降,可行剖宫产术。剖宫产术中是否同时行子宫肌瘤切除术目前尚有争议。因妊娠时子宫肌瘤的血管丰富,术中易出血,且增加产后出血和感染的可能性。产后肌瘤可缩小。

若术中出血不多,如下情况剖宫产时可考虑子宫肌瘤切除术:带蒂的或突向浆膜下的子宫肌瘤;子宫体部且靠近子宫切口的肌瘤。对于直径>8 cm、多发性肌瘤、不易暴露的肌瘤(如子宫下段、子宫颈肌瘤、黏膜下肌瘤),以及靠近子宫动静脉、输卵管间质部的大肌瘤应谨慎对待。尤其是高危孕妇,不主张同时行子宫肌瘤切除术。

子宫肌瘤术后何时可以受孕

因考虑子宫瘢痕,妊娠可能导致子宫破裂,应根据子宫肌瘤分型指导术后避孕时间。0型、Ⅰ型和Ⅶ型避孕3个月;Ⅱ型~Ⅵ型及Ⅷ型为6~12个月。多发性子宫肌瘤或子宫肌瘤剥除损伤子宫面积较大也可适当延长受孕时间。但子宫肌瘤存在复发的可能,故术后超过危险期后应尽快怀孕。术后过早妊娠者,因担心子宫破裂是否需行人工流产目前尚有争议。

子宫内膜增生

什么是子宫内膜增生

　　子宫内膜增生（Endometrial hyperplasia）即子宫内膜增生症，是一种非生理性、非侵袭性的内膜异常增殖。2014年世界卫生组织（WHO）女性生殖系统肿瘤学根据是否存在细胞不典型性将子宫内膜增生分为两类：子宫内膜增生不伴不典型增生（endometrial hyperplasia without atypia, EH），即包括既往所称的单纯性增生和复杂性增生；子宫内膜不典型增生（endometrial hyperplasia without atypia, AH），是子宫内膜癌的癌前病变。

子宫内膜增生是怎么发生的

　　子宫内膜增生的发病机制虽然尚不十分清楚，但目前多数学者认为各种原因所致患者体内长期无拮抗的雌激素刺激与其发生有关。这种雌激素又可分为内源性雌激素和外源性雌激素。

　　1. 内源性雌激素

　　造成内源性雌激素水平升高的主要因素如下。

(1) 不排卵。青春期因为性腺轴发育不成熟、围绝经期女性因卵巢功能减退均可发生不排卵,子宫内膜受雌激素持续作用,而无孕酮(黄体酮)拮抗。缺少周期性分泌期的转化,长期处于增生状态,故易发生子宫内膜增生;多囊卵巢综合征,这种患者的卵巢卵泡持续生长,但不能成熟而排卵,因此体内雌激素维持在较高水平,而且多囊卵巢综合征患者体内雄激素水平也有增高现象,比一般人高 3～4 倍,尤其是合并胰岛素增高的患者,胰岛素可促进子宫内膜局部雄激素向雌激素转化。由于长期雌激素水平高又无黄体酮对抗,因而易发生子宫内膜增生。

(2) 肥胖、高血压、糖尿病。肥胖女性肾上腺会分泌雄烯二酮,经脂肪内芳香化酶作用而转化为雌酮。脂肪组织越多,性激素结合蛋白(sexual hormone binding globulin, SHBG)水平也较高,转化越强,血浆雌激素水平显著增加。此三种疾病相互影响造成体内代谢紊乱致雌激素水平升高,因而造成子宫内膜受持续性雌激素的影响。

(3) 合并内分泌功能性肿瘤。如垂体瘤、卵巢颗粒细胞瘤和卵泡膜细胞瘤,合并原发卵巢内膜样癌。卵巢颗粒细胞瘤和卵泡膜细胞瘤可分泌雌激素,从而导致子宫内膜增生。

2. 外源性雌激素

造成外源性雌激素水平升高的主要因素如下。

(1) 雌激素替代治疗及口服避孕药物的使用。更年期女性常常同时有骨质疏松、心血管等改变,应用雌激素治疗成为一种非常流行的方法。和任何事物都具有两重性一样,雌激素治疗

虽可改善更年期综合征的症状,但是单用雌激素会刺激子宫内膜增生,用药一年后,20%的女性会有子宫内膜增生。如果长期使用而不同时联合应用孕激素就会引起严重的内膜增生,甚至会发生子宫内膜癌。因此,更年期女性用药最好在医生的指导下选择雌、孕激素联合用药,而且控制好用药量、用药时间及种类,并且要定期监测。慎用含激素的保健品。

(2) 三苯氧胺的应用。三苯氧胺具有抗雌激素的作用,用于绝经后的乳腺癌患者。在雌激素水平低的情况下,它又具有微弱的类似雌激素的作用,故长期服用三苯氧胺易引起子宫内膜增生。尤其是绝经后乳腺癌患者在服用时更应加倍注意。

子宫内膜增生有哪些临床表现

子宫内膜增生的主要临床表现如下。

1. 异常子宫出血

(1) 绝经后阴道出血:为该病的主要症状,绝经时间越长,出现阴道出血者发生该病的概率越高。

(2) 围绝经期女性月经紊乱:以围绝经期月经紊乱及血量增多为主要表现。

(3) 40 岁以下女性月经紊乱,有时候表现为经间出血、月经周期规则但经期长或经量过多。近年来年轻患者已有增多趋势,多为肥胖、不孕或多囊卵巢综合征患者。

2. 异常阴道排液、宫腔积液、下腹疼痛等

3. 贫血

如阴道流血量多且时间长,则有贫血发生,严重者可发生低血容量性休克。

怎样诊断子宫内膜增生 ⊃——

子宫内膜增生的诊断可根据病史、临床表现及体征、B超及其他辅助检查等,确诊依据是病理组织学检查。

本病的主要症状是异常的阴道出血。

(1) 绝经后阴道出血、子宫内膜增厚(绝经女性子宫内膜厚度>5 mm)。

(2) 不规则阴道出血,或短期闭经后出现阴道出血,子宫内膜息肉等均应在排除子宫内膜病变后再按良性疾病处理。

有下述高危因素的女性应密切随诊。

(1) 有肥胖、糖尿病、高血压、无排卵性不孕、绝经延迟(52岁以后绝经)等。

(2) 长期应用雌激素、三苯氧胺。

(3) 雌激素增高的疾病如多囊卵巢综合征、卵巢肿瘤等。

(4) 有乳癌、子宫内膜癌家族史者。

全身检查及妇科检查除因出血导致感染、贫血外多无明显阳性体征。

B超及MRI对内膜增生具有一定的筛查作用。B超超声检

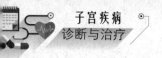

查可了解子宫大小、宫腔形状、宫腔内有无赘生物、子宫内膜厚度、内膜是否均匀、肌层有无浸润及深度。

子宫内膜确诊需要内膜组织学检查,获得子宫内膜标本的方法及准确性极为重要。诊断方法包括分段诊刮术、内膜吸取活检法和宫腔镜检查。分段诊刮最常用,费用较低,操作简便。可以取组织行病理学检查,优点是能鉴别子宫内膜病变和宫颈管病变。内膜吸取活检与诊断性刮宫相比可能漏取率过高。宫腔镜检查费用高,但能直接观察到宫腔及宫颈管内病变情况,直视下取材活检,可以减少对早期子宫内膜病变的漏诊。尤其是宫底部及两侧宫角部分段刮宫时容易漏诊。

子宫内膜增生与子宫内膜癌有何关系

子宫内膜增生与内膜癌的发生关系密切。

子宫内膜增生不伴不典型增生 20 年内进展为子宫内膜癌的风险低于 5%,通过观察随诊,超过 80% 患者可以自动转归正常。

子宫内膜不典型增生存在潜在恶性及进展为癌的风险。子宫内膜不典型增生患者患子宫内膜癌的长期风险增加 14~45 倍。同时合并子宫内膜癌的比例也很高,25%~40% 子宫内膜不典型增生患者同时存在子宫内膜癌。1/4~1/3 的患者在诊断后立即行子宫全切手术时或诊断后一年内可发现有子宫内膜癌。

子宫内膜增生需与哪些疾病进行鉴别

1. 早期子宫内膜癌

两者临床表现基本相同,单靠临床表现也难以鉴别,主要通过分段诊刮或宫腔镜下取活组织病理检查,需注意的是子宫内膜不典型增生可与子宫内膜癌并存。

2. 子宫内膜炎

本病也可有不规则阴道流血,但常有发热、腹痛、白带增多。抗感染治疗后病情好转,往往与子宫内膜增生阴道不规则出血导致的炎症难以鉴别,阴道不规则出血者须行活检方可明确诊断。

3. 子宫内膜息肉

增生过长的内膜增厚肉眼可呈息肉样生长,但不排除子宫内膜息肉与子宫内膜增生同时并存,摘除息肉后同时行诊断性刮宫术取组织病检确诊。

4. 子宫黏膜下肌瘤

患者反复阴道大量流血,妇科检查子宫可无增大,B超见宫腔内占位病变,宫腔镜下取组织病检确诊。

子宫内膜增生不伴不典型增生的
治疗药物有哪些

建议口服孕激素(孕激素后半周期或全周期)或局部使用左

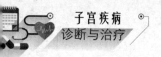
炔诺孕酮宫内节育系统(levonorgestrel intrauterine birel control system, LNG-IUS)治疗。LNG-IUS 为首选方案,治疗目的是控制异常子宫出血、逆转子宫内膜及防止少数患者发展为子宫内膜癌。

1. 孕激素后半周期序贯治疗

地屈孕酮 10～20 mg/d。黄体酮胶囊 300 mg/d、醋酸甲羟孕酮 10～20 mg/d、醋酸甲地孕酮 80 mg/d、炔诺酮 5 mg/d、月经周期第 11～16 天起始,每个周期用药 12～14 天,连续用药 3 个周期。孕激素后半周期治疗的内膜逆转率可达 80%～98%。

2. 孕激素连续治疗

醋酸甲羟孕酮 20 mg/d、炔诺酮 10 mg/d,连续用药 3～6 个周期。

3. LNG-IUS 治疗的时间至少应达到 6 个月

如果对副作用可以耐受且无生育要求,推荐应用 LNG-IUS 5 年,并作为首选治疗方案。

子宫内膜增生不伴不典型增生药物治疗怎样随访

每 3～6 个月随访一次,在至少有连续 2 次间隔 6 个月的组织学检查结果为阴性后,可考虑终止随访。如果在治疗结束后再次出现异常出血,则提示可能复发。对于存在复发高危因素的女性(如体重指数大于 35 或口服孕激素拮抗剂、稀发排卵或无排卵等),建议两次转阴后改为每年活检随访一次。对有生育要求的患者,在子宫内膜逆转后积极助孕治疗。

子宫内膜增生不伴不典型增生哪些情况下需要手术治疗

　　子宫内膜增生不伴不典型增生时手术治疗不是首选方案。大多数患者经过规范的孕激素治疗可以使内膜转归。出现下列情况可考虑手术。

　　(1) 在随访过程中发展为子宫内膜不典型增生不愿意药物治疗或治疗后复发者。

　　(2) 药物治疗 12 个月无组织学缓解或持续异常出血。

　　(3) 无随访条件或依从性差的患者。

　　一般采取全子宫切除术。切除子宫同时建议双侧输卵管切除术,这可以降低未来卵巢恶性肿瘤的发生风险。双侧卵巢是否切除需要根据具体情况而定。因为这一治疗方式不能保证完全和持久的内膜损毁,而且术后继发的宫腔粘连会对未来的内膜组织学检测造成障碍。不建议行子宫内膜去除术,因为子宫内膜去除术容易遗漏病灶,组织破坏不利于病理检查。而且术后继发的宫腔粘连会对未来的内膜组织学检测造成障碍。

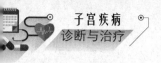

子宫内膜不典型增生的治疗方案有哪些

子宫内膜不典型增生存在同时合并子宫内膜癌及进展为子宫内膜癌的风险,因此对于无生育要求的患者应行手术治疗。一般采取腹腔镜下全子宫切除术。切除子宫同时建议双侧输卵管切除术,这可以降低未来卵巢恶性肿瘤的发生风险。若已绝经建议双侧卵巢同时切除。绝经前女性是否切除卵巢可根据个人情况选择。不建议行子宫内膜消融术。

希望保留生育功能或不适用手术的子宫内膜不典型增生的治疗方法是什么

采取孕激素治疗。应充分告知患者,子宫内膜不典型增生存在潜在恶性和进展为内膜癌的风险。在治疗之前,应进行全面评估,以除外子宫内膜浸润癌和可能合并存在的卵巢癌。并签署知情同意书。应进行多学科会诊,结合组织学、影像学特征和肿瘤标志物情况,制订管理和随访方案。鉴于保守治疗复发率高,一旦放弃生育力的保留,应行手术切除子宫。

子宫内膜不典型增生在哪些情况下可以保留生育功能

强烈要求保留生育能力;年龄小于45岁;无药物禁忌证或妊娠禁忌证;有良好的依从性,能及时随访并进行定期病理检查。

子宫内膜不典型增生保留生育功能保守治疗药物有哪些

首选的保守治疗应为LNG-IUS,其次为口服孕激素。口服孕激素:醋酸甲地孕酮(megestrol acetate, MA)160 mg,一天一次或一天两次,口服。醋酸甲羟孕酮250 mg,一天一次或一天两次,口服,或者1 000 mg每周肌注。

子宫内膜不典型增生药物治疗如何随访

治疗期间每3个月进行一次宫腔镜联合诊刮评估疗效,并根据疗效调整治疗方案。直到两次内膜活检阴性后改为每6~12个月进行一次活检,直到可以手术切除子宫为止。

积极去除导致内膜增生的高危因素,如肥胖、胰岛素抵抗

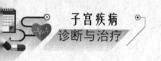

等;定期随访并监测不良反应和相应指标,随访肝肾功能,预防血栓发生。子宫内膜完全逆转的中位时间是6～9个月,如果治疗9～12个月病灶持续存在或进展,应进行手术治疗。

子宫内膜逆转后(至少一次内膜活检转阴)应积极助孕,对于近期无生育要求的患者采用孕激素后半周期口服或置入LNG-IUS后,每3～6个月B超随访内膜情况,必要时行内膜活检。完成生育后需尽快手术切除子宫。

子 宫 内 膜 癌

什么是子宫内膜？其正常组织结构是怎样的 ⊃━━

　　子宫壁由内向外分为子宫内膜层、肌层、浆膜层。子宫内膜层由腺体和间质细胞组成，其间有丰富的血管及淋巴管。在儿童期子宫内膜非常薄，青春期后子宫内膜因受到卵巢性激素-雌激素和孕激素的影响，会发生周期性的变化，这时的子宫内膜分为功能层和基底层两层。功能层位于内膜表面占其厚度的 2/3，受激素的影响会发生周期性的变化；基底层靠近子宫肌层占内膜的 1/3，不受卵巢性激素的影响，不发生周期的变化，随着月经期子宫内膜脱落，月经后由基底层再生子宫内膜。内膜周期性的变化表现为月经周期，即两次月经第一天的间隔时间，约 28 天，包括月经期、增生期、分泌期。绝经后随着卵巢性激素水平的降低，子宫内膜将会变得非常薄。

什么是子宫内膜癌 ⊃━━

　　子宫内膜癌是原发于子宫内膜的上皮性恶性肿瘤，是女性生殖道常见的三大恶性肿瘤之一。占女性全身恶性肿瘤的 7%，

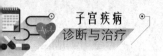

占女性妇科恶性肿瘤的 20%～30%。其发病率存在种族、地区等差异。以北美、北欧地区发病率最高,亚洲日本、印度等地区发病率较低。在欧美等西方国家,子宫内膜癌占女性恶性肿瘤的第四位,占女性生殖道恶性肿瘤第一位。

在我国居女性生殖系统恶性肿瘤的第二位,据 2015 年国家癌症中心统计,我国发病率为 63.4/10 万,死亡率 21.8/10 万,上海的发病率为 0.5%,居世界第 12 位。内膜癌虽然是预后较好的女性肿瘤之一,其 5 年生存率达 90%以上。但其发病率有明显上升的趋势,已趋近甚至超过宫颈癌。多发生于绝经后及围绝经期的女性,大多数患者发病年龄在 50～59 岁,70%发生于绝经后,20%～25%发生于围绝经期,5%发生于 40 岁以下,极少数发生于 20 岁左右。其中 50%可以找到发病的高危因素,包括肥胖、糖尿病、内源性或外源性雌激素刺激等。

雌激素对子宫内膜有什么影响

雌激素主要来源于卵巢,少部分由肾上腺皮质分泌和周围组织转化而成。子宫内膜受卵巢所分泌的雌、孕激素调控。因为子宫内膜是雌激素的靶器官,在内膜的上皮细胞和间质细胞上存在大量的雌激素受体,雌激素与内膜上的雌激素受体结合后可促进子宫内膜增生,使内膜变厚。绝经后,卵巢不再分泌雌激素和孕激素,而雌激素是由雄激素在周围组织中转化而来,主要在脂肪组织中转化。

孕激素对子宫内膜有什么影响

孕激素也来源于卵巢,主要作用是使增生期的子宫内膜转化成分泌期内膜。与雌激素不同,它能限制子宫内膜增生,使增生的内膜发生分泌反应。

什么是子宫内膜增生过长

如上所述,子宫内膜的组织结构及雌、孕激素对子宫内膜的影响形成正常的月经周期。故在正常有排卵的月经周期中,子宫内膜在雌、孕激素的作用下,周期性地发生增生反应、分泌反应和内膜脱落,而使得子宫内膜不会发生增生过长。但当无孕激素存在时,子宫内膜长期在雌激素的作用下,出现内膜过度增生,即子宫内膜增生过长。

有哪些高危因素可以导致子宫内膜癌

根据发病机制和生物学行为特点,子宫内膜癌分为雌激素依赖型(Ⅰ型)和非雌激素依赖型(Ⅱ型)。大部分子宫内膜癌属于雌激素依赖型(Ⅰ型),与持续雌激素刺激而无孕激素对抗有

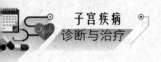

关。Ⅱ型子宫内膜癌的发病机制至今尚未完全清楚。

1. 内源性雌激素

（1）肥胖。特别是绝经后肥胖，据统计，按标准体重，超重9～23 kg，子宫内膜癌的危险性增加 3 倍，如超重＞23 kg，危险性就会增加 10 倍。这是因为绝经后，卵巢功能衰退，卵巢不再分泌雌激素和孕激素，而由肾上腺分泌的雄烯二酮在脂肪组织内经芳香化酶的作用转化为雌酮。脂肪组织越多，转化能力越强，血浆中雌酮水平也越高。子宫内膜长期受到雌酮影响，而无孕激素拮抗，致使子宫内膜由增生到癌变。一般将肥胖、高血压和糖尿病称为子宫内膜癌三联征，是因为下丘脑-垂体-肾上腺功能失调或代谢异常所致。同时，垂体促性腺功能也不正常，造成不排卵，无孕激素分泌，使子宫内膜长期持续受雌激素刺激。

（2）不孕不育。一些不排卵型的不孕，孕激素的缺乏或相对不足，子宫内膜长期受到雌激素的刺激而过度增生，使发生子宫内膜癌的危险性明显升高。在子宫内膜癌患者中，15％～20％有不孕史；未孕者比生育一胎者患子宫内膜癌的危险性增加一倍以上。

（3）生殖内分泌失调性疾病。如无排卵性月经异常、无排卵性不孕、多囊卵巢综合征等，因为无周期性排卵，子宫内膜缺乏孕激素对抗，长期雌激素的作用使子宫内膜发生增生，甚至癌变。

（4）初潮早与晚绝经。绝经晚的女性后几年大多为无排卵的月经，因此缺乏孕激素对抗，延长了雌激素刺激时间。

（5）卵巢肿瘤。卵巢颗粒细胞瘤和卵泡膜细胞瘤，可产生雌激素,有5%～25%并发子宫内膜癌。表现为经期延长、淋漓不尽、绝经后阴道出血等。

2. 外源性雌激素

(1) 雌激素替代治疗。单一外源性雌激素治疗如达5年以上,发生子宫内膜癌的风险增加10～30倍,用雌激素联合替代治疗不增加患子宫内膜癌的风险。

(2) 三苯氧胺的应用。作为乳腺癌辅助治疗药物之一,它有抗雌激素作用,而同时对子宫内膜呈雌激素样作用,长期使用发生子宫内膜癌的风险增加。

3. 遗传因素

约20%的子宫内膜癌有家族史。遗传性非息肉样结肠直肠癌[又称林奇(Lynch)综合征]患者发生结肠外癌的风险增高,主要包括子宫内膜癌、卵巢癌、胃癌等。Lynch综合征相关子宫内膜癌占全部子宫内膜癌的2%～5%。有Lynch综合征的女性,终身发生子宫内膜癌的风险为70%。有子宫内膜癌家族史的其他成员子宫内膜癌的发生风险也相应增加,一级亲属患子宫内膜癌的女性发生子宫内膜癌的风险大约为对照组的1.5倍。

4. 其他因素

生活方式,包括饮食习惯、运动、饮酒、吸烟等。

为减少子宫内膜癌的发生,应对有危险因素的人群进行宣教,包括规范生活习惯、在医生指导下进行激素替代治疗等。对存在上述子宫内膜癌危险因素者、有遗传性家族史者、长期口服三苯氧胺的乳腺癌患者等应坚持定期检查。目前可选择经阴道或经腹超声监测子宫内膜厚度和异常情况。

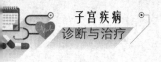

子宫内膜癌有哪些病理改变

子宫内膜癌多发生于子宫底部的内膜,以子宫两侧角居多。子宫内膜癌的病理改变包括以下几种。

1. 按照病变形态和范围分类

(1) 弥漫型:癌组织浸润子宫内膜大部或全部,癌灶呈息肉样或菜花样,从内膜表面长出并突向宫腔内,充满宫腔甚至脱出宫口。癌组织质脆、色灰白,表面有出血、坏死、溃疡。病变可能累及内膜面较广,但较少浸润到肌层,晚期可侵犯肌壁并扩展至宫颈管。

(2) 局限型:癌灶局限于宫腔,多见于宫底部或宫角部,呈息肉或小菜花状,表面有溃疡,易出血。局限型病灶易侵犯肌层,有时病变虽小,但却已浸润深肌层。

2. 根据组织细胞学改变分类

(1) 子宫内膜样癌:是组织学类型最常见的子宫内膜癌,占60%～65%。分化较好,其亚型有乳头状、纤毛细胞型、黏液型、分泌型腺癌及腺棘癌、腺鳞癌。

按腺癌分化程度分为Ⅰ级(高分化 G1),Ⅱ级(中分化 G2),Ⅲ级(低分化 G3)。分级愈高,恶性程度愈高。

(2) 浆液性癌:占子宫内膜癌的1%左右,是一种高度侵袭性的子宫内膜腺癌。非常类似于卵巢的浆液性乳头状癌。早期即有深肌层、血管浸润及淋巴转移。有些无明显肌层浸润时,也可能发生腹膜播散。常见于年老的晚期患者。

(3) 透明细胞癌：占子宫内膜癌的 1%～5.5%。常见于老年患者，其胞质透亮，内含糖原。属于高度恶性肿瘤，早期即浸润转移，预后很差，Ⅰ期肿瘤的 5 年生存率仅为 44%。

(4) 黏液细胞癌：腺癌腺上皮细胞胞质内含黏液，占肿瘤细胞的 50%以上。

(5) 鳞状细胞癌：无腺癌成分，多发生在老年女性中，预后极差。

(6) 混合细胞癌：包括上述组织类型中的一种以上，并且第二种细胞成分至少占 5%。

(7) 未分化癌：非常少见。包括小细胞、大细胞、纺锤细胞。

3. 癌前病变

子宫内膜增生分为非典型增生和无非典型的增生两类。

无非典型性的子宫内膜增生是腺体和内膜间质的比例失调，内膜腺体增多，腺体形状不规则，但没有细胞学的非典型性。1%～3%无非典型性的子宫内膜增生可以进展为分化好的内膜样腺癌。

非典型增生子宫内膜是指腺体上皮细胞具有细胞学上的非典型性增生(atypical hyperplasia, AH)及子宫内膜上皮内瘤(endometrial intraepithelial neoplasm, EIN)。活检标本中 AH/EIN 中 1/4～1/3 的患者在快速病理中即可见到内膜样癌。长期危险因素评估显示从 AH 发生癌变的概率为 14 倍，而 EIN 则为45 倍。

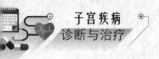
子宫内膜癌的临床分期和手术病理分期如何（FIGO 1971）

1. 子宫内膜癌的临床分期

分期	肿瘤范围
Ⅰ期	癌局限于宫体
Ⅰ A 期	子宫腔长度≤8 cm
Ⅰ B 期	子宫腔长度＞8 cm
Ⅱ期	肿瘤累及子宫颈
Ⅲ期	肿瘤侵及宫体以外，但未超出真骨盆。盆腔内（阴道或宫旁组织可能受累，但未累及膀胱、直肠）
Ⅳ期	癌扩散至真骨盆外，或明显侵犯膀胱、直肠黏膜。泡样水肿不属Ⅳ期

根据组织病理学，子宫内膜癌的病理分级如下。

G1：高分化腺癌；

G2：中分化腺癌，有部分实质区域的腺癌；

G3：大部分或全部为未分化癌。

2. 子宫内膜癌手术病理分期（FIGO 2009）

分期	肿瘤范围
Ⅰ[a]	肿瘤局限于子宫体

ⅠA^a　　　　肿瘤浸润肌层深度<1/2

　ⅠB^a　　　　肿瘤浸润肌层深度≥1/2

　Ⅱ^a　　　　　肿瘤侵犯宫颈间质,但无宫体外蔓延^b

　Ⅲ　　　　　　肿瘤局部和(或)区域的扩散

　ⅢA^a　　　　肿瘤侵犯浆膜层和(或)附件^c

　ⅢB^a　　　　阴道和(或)宫旁受累

　ⅢC^a　　　　盆腔淋巴结和(或)腹主动脉旁淋巴结转移^c

　ⅢC1^a　　　　盆腔淋巴结阳性

　ⅢC2^a　　　主动脉旁淋巴结阳性和(或)盆腔淋巴结阳性

　Ⅳ^a　　　　　肿瘤侵犯膀胱和(或)直肠黏膜,和(或)远处
转移

　ⅣA^a　　　　肿瘤侵犯膀胱和(或)直肠黏膜^a

　ⅣB^a　　　　远处转移,包括腹腔内和或腹股沟淋巴结转移

注:a 为任何 G1、G2、G3;b 为宫颈腺体累及考虑为Ⅰ期,超过此范围则为Ⅱ期;c 为细胞学阳性必须单独报告,但不改变分期。

子宫内膜癌会通过哪些途径转移 ⊃━━━

子宫内膜癌主要通过直接蔓延、淋巴转移,晚期也可通过血行转移。

1. 直接蔓延

沿子宫内膜蔓延生长,向上经宫角至输卵管,向下至宫颈管

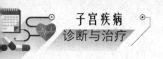

蔓延至阴道也可经肌层浸润子宫浆膜而延至输卵管、卵巢。种植于盆腔腹膜、直肠子宫陷凹及大网膜。

2. 淋巴转移

为内膜癌主要的转移途径。其转移途径与癌灶在子宫内膜的生长部位有关。宫角部的癌灶沿圆韧带扩散至腹股沟淋巴结。宫底部的癌灶沿阔韧带上部淋巴管经骨盆漏斗韧带扩散至卵巢,还可向上扩散至腹主动脉旁淋巴结。子宫下段及宫颈管癌灶可转移到宫旁、髂内、髂外、髂总淋巴结。子宫后壁癌灶可沿骶骨韧带扩散至直肠。子宫前壁的癌灶可扩散至膀胱及阴道壁。

3. 血行转移

很少见。晚期可转移至肺、肝、骨等处。

子宫内膜癌有哪些临床表现

子宫内膜癌的主要临床表现如下。

1. 阴道出血

为子宫内膜癌最主要的临床症状。

(1) 绝经后阴道出血。子宫内膜癌患者中 70%～75% 为绝经后女性,90% 以上有阴道出血。表现为持续性或间断性的阴道流血,量多少不一,一般出血量不多,大量出血者较少,也有表现为绝经后数年突然大量阴道流血者。绝经时间愈长出现阴道出血,发生子宫内膜癌的概率愈高。

(2) 围绝经期阴道出血。表现为月经周期紊乱,经期延长或经量增多,或不规则阴道流血。大约20％的子宫内膜癌患者为围绝经期女性。

(3) 其他。还有5％为40岁以下的年轻患者,表现为月经紊乱或经量增多,多为肥胖、不孕或多囊卵巢综合征患者。

2. 阴道排液

约1/3的患者有阴道排液增多,表现为浆液性或血水样分泌物,当合并有宫腔感染或积脓时,排出液可为脓性或脓血性,有时可有恶臭。

3. 疼痛

子宫内膜癌通常不引起疼痛。仅少数患者有下腹部疼痛,呈持续性疼痛或胀痛,在宫腔有积液、积脓或晚期癌瘤浸润周围组织或压迫神经时疼痛较明显。表现为持续性下腹部、腰骶部及腿部疼痛。

4. 全身症状

子宫内膜癌患者一般都有肥胖、糖尿病、高血压,妇科检查早期盆腔检查多正常,晚期可有子宫增大、附件肿块、贫血、消瘦、恶病质及远处转移的体征。

诊断子宫内膜癌需要做哪些检查

诊断子宫内膜癌的主要检查方法如下。

1. 细胞学检查

通过宫颈刮片、阴道脱落细胞学涂片检查,但阳性率低。宫

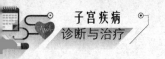

腔刮片或宫腔冲洗液细胞学涂片检查可提高诊断的阳性率,但不能作为确诊依据。

2. 经阴道 B 超检查

可以了解子宫的大小,宫腔内有无赘生物、内膜厚度、肌层有无浸润、附件肿块大小、性质等,为首选的无创辅助检查方法。绝经后子宫内膜厚度<5 mm 时,阴性预测值可达 96%。如子宫内膜厚度>5 mm 时,应对绝经后患者进行子宫内膜活检。

3. 宫腔镜检查

可直视宫腔。能直接观察病灶的大小、生长部位、形态,并可取活组织送病理检查。在宫腔镜下取活检可避免常规诊刮的漏刮,也可发现较小的或者早期病变。多用于经阴道 B 超检查子宫内膜无明显增厚和病变或呈内膜息肉样病变者,或有反复阴道出血经诊刮活检阴性的患者。

4. CT

CT 主要用于盆腔淋巴结转移的检查。CT 的优势在于能够显示中晚期病变,评价病变侵犯子宫外、膀胱、直肠情况,显示腹盆腔、腹膜后及双侧腹股沟区淋巴结转移及腹盆腔其他器官和腹膜转移情况。对 MRI 有禁忌证的患者可选择。PET-CT 较少用于子宫内膜癌初诊患者。也不推荐常规用于子宫内膜癌治疗后的随访,在可疑出现复发、转移时考虑行 PET-CT 检查。

5. MRI

MRI 是子宫内膜癌首选影像学检查方法。MRI 能明确分辨子宫内膜及肌层结构,可以明确病变大小、位置,肌层侵犯深度,宫颈、阴道是否被侵犯,是否侵犯子宫体外、阴道、膀胱及直肠,以及盆腔内的肿瘤播散,观察盆腔、腹膜后区及腹股沟区淋巴转移情况。

6. 病理组织学检查

是确诊内膜癌的依据,并可了解肿瘤细胞的分化程度。常用的方法有子宫内膜活检、诊断性刮宫、分段诊断性刮宫。其中分段诊刮是最重要的方法,先刮取宫颈管内膜组织,然后再探宫腔,刮取宫内膜组织,分别送病理组织学检查。可作为子宫内膜癌临床分期的依据。

7. 肿瘤标志物检查

子宫内膜癌无特异敏感的标志物。部分患者可出现CA125、CA199、CA153 或 HE4 异常,这与组织学类型、肌肉浸润深度、子宫外转移等因素相关,对疾病诊断和术后病情监测有一定的参考价值。

如何诊断子宫内膜癌 ⊃——

子宫内膜癌的诊断主要根据病史、临床检查、病理检查及辅助检查。

1. 病史

特别注意本病的高危因素,如老年、肥胖、糖尿病、是否长期服用雌激素或他莫昔芬、绝经延迟、不育等病史,并注意询问肿瘤家族史。

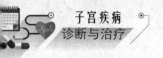
2. 临床症状及检查

根据上述症状、全面的体格检查和仔细的妇科三合诊检查。

3. 辅助检查

包括细胞学检查、阴道 B 超、CT、MRI、血 CA125 检查。

4. 病理检查

诊断子宫内膜癌金标准：子宫内膜的组织病理学检查及子宫外转移灶活检或手术切除组织标本，经组织病理学诊断为子宫内膜癌。

子宫内膜癌的治疗原则是什么

子宫内膜癌的治疗以手术为主，辅以放疗、化疗和激素治疗。其治疗原则如下。

(1) 子宫内膜癌治疗以手术、放疗等综合治疗为基本手段。

(2) 应严格遵循各种治疗方法的指征，既要避免过度治疗，也要避免治疗不足。

(3) 强调有计划的、合理的综合治疗，并重视个体化治疗。

子宫内膜癌的治疗方案是根据子宫大小、宫腔深度、宫颈受累与否，宫旁组织有无浸润，肿瘤类型及分化程度，肌层受累程度以及盆腔、腹主动脉旁及腹膜后淋巴结有无受累，患者年龄、肥胖程度、有无严重合并证等来制订的。

子宫内膜癌的手术治疗有哪些方法

对适合手术治疗的患者,通常以手术治疗为主,辅以放疗、化疗、激素等综合治疗方法。手术的方式如下。

1. 临床 I 期

(1) 进入盆、腹腔后行腹腔冲洗液细胞学检查。

(2) 术式为筋膜外全子宫双附件切除术±盆腔及腹主动脉旁淋巴清除。

(3) 根据术后病理明确手术病理分期及辅助治疗的应用。

2. 临床 II 期

(1) 进入盆、腹腔后行腹腔冲洗液细胞学检查。

(2) 术式为广泛性/改良广泛子宫切除术＋双侧附件切除术＋盆腔及腹主动脉旁淋巴结切除术。

(3) 根据术后病理明确手术病理分期及辅助治疗的应用。

3. 临床 III 期

应以手术、化疗、放疗综合治疗为主。行包括子宫＋双附件切除在内的肿瘤细胞减灭术。手术目标是尽可能达到没有肉眼可见的病灶,也可考虑辅助化疗后再手术。病变超出子宫但局限在盆腔内无法手术切除者,可行外照射放疗和(或)阴道近距离放疗±全身治疗,也可单纯化疗后再次评估是否可以手术治疗,或者根据治疗效果选择放疗。病变超出腹腔或转移到肝脏者,可行化疗和(或)外照射放疗和(或)激素治疗,也可考虑姑息

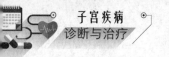

性子宫＋双附件切除术。

4. Ⅱ型子宫内膜癌

包括浆液性腺癌、透明细胞癌和癌肉瘤。其治疗遵循卵巢癌的手术原则和方式。除包括腹水细胞学检查、全子宫双附件切除术及盆腔淋巴结和腹主动脉旁淋巴结切除术外，还应行大网膜切除术及腹膜多点活检。如为晚期，则行肿瘤细胞减灭术。

子宫内膜癌患者怎样进行放射治疗

对于不能手术的子宫内膜癌可行根治性放疗，包括体外放疗联合近距离放疗。放疗在子宫内膜癌中常为术后患者的辅助治疗。

1. 体外放疗

针对原发肿瘤和盆腔内转移实体肿瘤部位，还应包括髂总、髂外、髂内淋巴结引流区、宫旁及上段阴道和阴道旁组织。宫颈受侵者还应包括骶前淋巴结区。腹主动脉旁淋巴结受侵者行延伸野照射，包括髂总和腹主动脉旁淋巴结区域。延伸野的上界取决于临床的具体情况，至少达到肾血管水平上 1～2 cm。

2. 近距离放疗

采用三维影像为基础的治疗计划，根据临床肿瘤实际情况个体化给予放疗剂量。治疗靶区包括全部宫体、宫颈和阴道上段组织。2015 年美国近距离放疗协会提出了 CT 或 MRI 引导下的子宫内膜癌根治性放疗靶区的定义。近距离放疗主要针对子宫（术前或根治性放疗）、阴道（全子宫切除术后的辅助治疗）。

近距离放疗的剂量与患者的具体临床分期和肿瘤情况相关。

3. 术后辅助放疗

是对手术病理分期后具有复发高位因素患者重要的辅助治疗，或可以补充手术治疗的不足，减少复发率，提高生存率。在阴道残端愈合即可开始近距离放疗，一般在手术后 12 周内进行。

子宫内膜癌的药物治疗有哪些

1. 全身化疗

对晚期不能手术或治疗后复发者可考虑化疗。还有一些特殊病理类型，如子宫内膜乳头状浆液性癌，分化差的肿瘤，孕激素受体、雌激素受体阴性患者。常用药物有顺泊、紫杉醇、卡泊、阿霉素、环磷酰胺、氟尿嘧啶、丝裂霉素等，多为联合应用。

2. 新靶向治疗

个性化肿瘤治疗和靶向治疗。常用药物依维莫司、西罗莫司、贝伐珠单抗。

子宫内膜癌患者可以进行激素治疗吗

激素治疗仅用于子宫内膜样癌，特别是对孕激素受体、雌激素受体阳性者疗效较好。孕激素多用于晚期或复发癌患者，不能手术切除或年轻、早期、要求保留生育功能者。主要是通过直

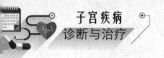

接作用于癌细胞而抑制其生长。以高效药物、大剂量、长疗程为佳,4~6周可显效,用药1~2年。常用药物甲地孕酮及他莫昔芬。I期患者术后不用孕激素做辅助治疗。

哪些子宫内膜癌患者可以保留生育功能

下列子宫内膜癌患者可以考虑保留生育功能:年龄<40岁;分期I AG1,子宫内膜样癌 G1;无肌层受累 I A;无宫外病变;渴望保留生育功能,同意承担治疗风险。

如何治疗复发的子宫内膜癌

I期和II期患者术后复发率约为 15%,其中 50%~70%的复发有症状,大多数复发发生在治疗后的 3 年内。对发生远处转移的患者多采用化疗加孕激素等综合治疗手段。阴道及盆腔复发者多选用放疗,辅以化疗及孕激素治疗。复发癌的手术治疗取决于复发部位、范围及首次治疗的方法。

子宫内膜癌的预后如何?
对子宫内膜癌患者应该怎样进行随访

子宫内膜癌属于预后较好的恶性肿瘤。其预后与年龄,临床分期,病理组织学类型、组织分化程度,淋巴转移,肌层浸润、脉管浸润,腹腔细胞学,激素受体状况等有关。目前资料报道Ⅰ期患者 5 年生存率已超过 80％,而单行放射治疗的Ⅱ期患者其 5 年生存率也达 71％,Ⅲ期患者的 5 年生存率为 40％,Ⅳ期为 5％～15％。

虽然子宫内膜癌的病因还不是完全清楚,但是某些明确的高危因素可使内膜长期受到雌激素刺激而无孕激素对抗,导致内膜增生过长及不典型增生。应尽可能地早期发现并予以治疗,以减少子宫内膜癌的发病率。

(1) 加强防治宣传。积极做好防治宣传工作,使女性对子宫内膜癌的症状及诱发因素有一定的了解,并定期行防癌检查。以便能早期发现、早期治疗。

(2) 积极治疗子宫内膜癌的癌前病变,并正确掌握使用雌激素的指征。

(3) 注意高危因素,重视高危患者。

(4) 早期诊断、早期治疗。早期子宫内膜癌的 5 年生存率可达 90％以上,而晚期患者预后差,Ⅳ期的 5 年生存率为 5％～15％,故明确诊断后应及时给予合理的治疗,以提高生存率。

子宫内膜癌患者在完成治疗后应定期随访、定期检查,以及时发现异常或复发,发现后要给予及时必要的治疗,以提高生存率。

子宫内膜癌患者的随访时间、内容如下。

(1) 随访时间。术后 2～3 年内,每 3～6 个月随访 1 次,以后每 6～12 个月随访 1 次。

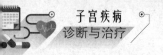
（2）随访内容。关于可能的复发症状、生活方式、肥胖、运动、戒烟、营养咨询、性健康、阴道扩张器及阴道润滑剂使用的健康宣教，盆腔三合诊检查、阴道细胞学涂片检查、胸片、血CA125、B超、CT及MRI等。

子宫切除术后诊断为子宫内膜癌时如何处理

根据组织分级、肌层浸润深度和病理类型等制订治疗方案。G1或G2、浅肌层浸润无脉管受累，不需要进一步治疗。G3、深肌层浸润、脉管受累及特殊病理类型等均应再次手术完成分期及切除附件，亦可根据情况采用体外放疗联合近距离照射及化疗。

宫 颈 癌

什么是宫颈癌 ⊃

宫颈癌是发生在子宫颈部的恶性肿瘤,是常见的妇科恶性肿瘤之一,发病率在我国女性恶性肿瘤中居第二位,位于乳腺癌之后。

宫颈癌的发病率与现状如何 ⊃

目前,全球每年约50万的女性被诊断为宫颈癌,这是一个庞大的数字,占所有癌症新发病例的5%,其中80%以上的病例发生在发展中国家。每年30万余女性死于宫颈癌。2018年我国子宫颈癌新发病例近11万人,死亡病例近5万。宫颈癌已成为严重威胁女性健康的公共卫生问题。罹患此疾病的往往是中老年女性,其发病高峰年龄为40~60岁,但是近年来大量研究表明,宫颈癌的发病年龄呈年轻化趋势。

调查发现,宫颈癌发病率分布存在地区差异,农村高于城市,山区高于平原,发展中国家高于发达国家。这一现象可能与接种HPV疫苗、筛查,以及对癌前病变的检查和处理有关。西

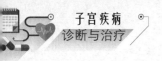

方国家的经验显示,宫颈癌的发生率在密切筛查的人群中减少了 70%～90%。

哪些发病因素可以导致宫颈癌

宫颈癌的主要发病因素如下。

持续的高危型人乳头瘤病毒(HPV)感染是宫颈癌及癌前病变的首要因素。我国常见的高危型包括 HPV 16、18、31、33、45、52、58 型等。HPV 主要通过性传播。

研究发现,90%以上宫颈癌伴有高危型 HPV 感染。目前已知 HPV 有 120 多种亚型,对人类生殖道黏膜有感染力的有 35 种。低危型有 HPV 6、11、42、43、44 等亚型,一般不诱发癌变。高危型有 HPV 16、18、31、33、35、39、45、51、52、56 或 58 亚型,易导致宫颈癌前病变及宫颈癌的发生。HPV16 主要引起鳞癌,HPV18 主要引起腺癌。

与宫颈癌相关的其他高危因素如下。

(1) 不良性行为:过早开始性生活,多个性伴侣或丈夫有多个性伴侣。

(2) 月经及分娩因素:经期卫生不良、经期延长,早婚、早育、多产等。

(3) 性传播疾病:如淋病、衣原体感染等导致的炎症对宫颈的长期刺激。

(4) 吸烟:吸烟者患宫颈癌的机会比不吸烟者高 2 倍,烟草中的尼古丁可降低机体的免疫力,影响对 HPV 感染的清除。

(5)长期服用口服避孕药:据统计,服用口服避孕药 8 年以上宫颈癌的风险增加。

(6)免疫缺陷与抑制:HIV 感染导致免疫缺陷和器官移植术后长期服用免疫抑制药物导致宫颈癌的发生率升高。

(7)其他病毒感染:疱疹病毒Ⅱ型(herpes viruses, HSV-Ⅱ)与宫颈癌病因的联系不能排除。其他因素如社会经济条件较差、卫生习惯不良、营养状况不良等也可能增加宫颈癌的发生率。

HPV 是什么

人乳头瘤病毒(human papillomavirus, HPV)是双链环状 DNA 病毒。根据 HPV 致癌性分为高危型 HPV 和低危型 HPV。高危型 HPV 的持续感染可导致子宫颈、肛门、生殖器等部位癌症和癌前病变,低危型 HPV 可致生殖器疣和其他良性病变。大多数的 HPV 感染会被机体清除,只有少数会持续感染并最终发展为癌前病变和浸润性癌。目前已研制出 HPV 疫苗并上市临床应用。

女性可能通过性接触、母婴传播、接触病变部位或患者的分泌物等途径,遭遇 HPV 感染,医务工作者也可在诊疗过程中被感染。当女性被 HPV 病毒感染时,病毒可通过破损的皮肤黏膜表层进入基底细胞,进行病毒基因扩增、转化。绝大多数 HPV

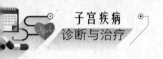

感染为无症状的一过性感染,超过 80％的感染可在 6～24 个月内被机体清除,宫颈的病变可能仅仅表现为子宫颈低级别鳞状上皮内病变(low-grade squamous intraepithelial lesion, LSIL),或称之为轻度子宫颈上皮内瘤变(cervical intraepithelial neoplasial, CIN1)。如果发生持续 HPV 感染,则可能进展为高级别鳞状上皮内病变(High-grade intraepithelial lesion, HSIL),即部分中度 CIN(CIN2)和重度 CIN(CIN3)。大量数据发现,超过 60％的 CIN1 患者会自然好转,只有约 10％的 CIN1 患者在 2～4 年内发展成 CIN2、CIN3,约 1％CIN1 患者可进展为子宫颈癌。HPV 的感染过程是相对缓慢的,从 HPV 感染发展到子宫颈癌的时间各有不同,通常 HPV 持续感染经过 10～20 年的自然演化发展为癌。大多数的 HPV 感染会被机体清除,只有少数女性呈 HPV 持续感染并最终发展为癌前病变和癌变,这表明宿主防御机制在抵抗病毒感染的过程中发挥着重要作用。

什么是 HPV 持续感染

间隔 1 年以上的时间连续两次检测出同一高危型的 HPV,被认为是持续性感染。调查发现,HPV(＋)者,28％的女性在 2 年内发展为 CIN, 60％～70％的女性在 4 年内发展为 CIN,而 HPV(－)者,仅有 3％发展为 CIN。

HPV 感染只会导致女性宫颈癌吗

并不是的,男性也会感染 HPV 并致病。除了女性宫颈癌,HPV 感染相关疾病还包括生殖器疣、外阴癌、阴道癌、阴茎癌、口腔鳞状细胞乳头状瘤、口腔鳞状细胞癌、肛门癌等。

什么是子宫颈细胞学检查

宫颈细胞学检查是现阶段发现早期宫颈癌及癌前病变的初筛手段,特别是对临床体征不明显的早期病变的诊断。医生利用取样刷在宫颈上皮的移行带处,即新旧鳞柱上皮交界间的区域取材后进行检查。现已采用描述性诊断法(the Bethesda system, TBS)代替传统巴氏分类法,临床上主要采用宫颈液基细胞学检查(thinprep cytologic test, TCT)。

HPV 是怎么被检查出来的

HPV 检测是继细胞学检查之后广泛用于临床的另一种子宫颈癌筛查技术,并以其高度的敏感性和阴性预测值弥补了细胞学的不足。HPV 检测作为 TCT 的有效补充,二者联合有利

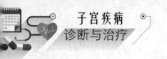
于提高筛查效率。主要检测方法包括杂交捕获 HPV DNA、酶切信号放大法、荧光定量聚合酶链反应(polymerase chain reaction, PCR)等。

什么是宫颈上皮内瘤变?
其与宫颈癌有什么关系

宫颈上皮内瘤变(cervical intraepithelial neoplasia, CIN)是与宫颈浸润癌密切相关的一组癌前病变,其反映宫颈癌发生发展中的连续过程。CIN 有两种结局:一是病变自然消退,很少发展为浸润癌;二是病变具有癌变潜能,可能发展为浸润癌。CIN 的病理学诊断和分级分为三级,即 CIN Ⅰ、CIN Ⅱ 和 CINⅢ。

CIN Ⅰ,轻度不典型增生:上皮下 1/3 层细胞核增大,核质比例略增大,核染色稍加深,核分裂象少,细胞极性正常。

CIN Ⅱ,中度不典型增生:上皮下 1/3~2/3 层细胞核明显增大,核质比例增大,核深染,核分裂项较多,细胞数量明显增多,细胞极性尚存。

CINⅢ,重度不典型增生和原位癌:癌细胞几乎或全部占据上皮全层,细胞核异常增大,核质比例显著增大,核形不规则,染色较深,核分裂项多,细胞拥挤,排列紊乱,无极性。

CIN Ⅰ 属于低级别鳞状上皮内病变(low grade squamous intraepithelial lesion, LSIL),阴道镜下可见薄醋酸白上皮、细点

状血管、细镶嵌特征,常用LSIL(CINⅠ)表示;CINⅡ和CINⅢ属于高级别鳞状上皮内病变(high grade squamous intraepithelial lesion, HSIL),阴道镜下可见厚醋酸白上皮、粗点状血管、粗镶嵌特征,常用HSIL(CINⅡ)和HSIL(CINⅢ)表示。针对不同级别的宫颈病变患者,均需要规范化和个体化管理。

CIN 有哪些临床表现

CIN的特征是没有明显的症状,患者一般无明显不适或仅有一般宫颈炎的症状,如白带增多,伴或不伴臭味,偶有血性白带或接触性出血,其发生率<0.3%。CIN无特异的体征,肉眼观察宫颈光滑或宫颈糜烂,有时见局部红色斑或白色斑。红斑是宫颈柱状上皮异位表现,白斑是由于角化或过度角化所致。无明显病灶。

CIN 的发展趋势如何

CIN虽然没有明显的症状,但它是一种癌前病变,具有可逆性与进展性,其可逆性与进展性与病变的范围、程度有关。轻度CIN自然退缩及消失的可能性明显大于中、重度者;重度发展为癌的可能性则明显大于轻、中度者影响。60%～80% CINⅠ会自然消退,约20%的CINⅡ会发展为原位癌,5%发展为浸润癌。

影响 CIN 转归的其他因素有年龄、身体状况、医疗条件、随访条件及 HPV 感染的种类(HPV 6、11、42 型致癌的危险性小; HPV 31、32、33、35、51 型有中度致癌危险;HPV 16、18、45、58、56 型有高度致癌危险)。

宫颈癌的病理表现有几种

宫颈癌的病理表现主要有三种,以鳞状细胞癌最多见,占宫颈癌的 80%~85%;其次为腺癌,占宫颈癌的 15%~20%;还有腺鳞癌,占宫颈癌的 3%~5%。

什么是宫颈鳞状细胞浸润癌

宫颈癌的癌变组织突破基底膜,累及间质,形成宫颈浸润癌。由于子宫颈上覆盖的上皮是鳞状上皮,所以,发生在子宫颈的癌症绝大部分是鳞状上皮细胞癌,占宫颈癌的 80%~85%,少数为腺癌和腺鳞癌。子宫颈鳞状上皮细胞癌指癌变不仅占据鳞状上皮层,而且已突破基底膜侵犯间质组织,常发生于 50~55 岁女性。一般都是由子宫颈原位癌发展而来,但并不一定都经过子宫颈原位癌阶段。

宫颈癌患者会出现哪些症状

癌前病变及宫颈癌早期可以没有任何症状,所以,想要早期发现宫颈癌,要重视每年定期进行妇科普查。常见的症状为接触性阴道出血,比如性生活后阴道流血,以此症状就诊的女性中,有一部分女性确实发现罹患宫颈癌;另一常见的症状为异常白带,如血性白带、白带增多;还可见不规则阴道出血或绝经后阴道出血。晚期患者可以出现阴道大出血,或因肿瘤转移、肾积水等出现腰痛、下肢疼痛、下肢水肿等,另外贫血、发热、脏器功能损害或消耗恶病质等是晚期肿瘤常见临床表现。

医生检查宫颈癌患者时会有哪些发现

宫颈癌早期肉眼不能识别,局部无明显病灶,宫颈光滑或轻度糜烂。随着病变的发展可出现以下不同类型的病变。

(1) 子宫颈:增生呈糜烂状。也可见癌灶呈菜花状,组织质脆触之易出血、结节状、溃疡或空洞形成,子宫颈腺癌时子宫颈长大但外观光滑呈桶状,质地坚硬。

(2) 子宫体:一般大小正常。

(3) 子宫旁组织:癌组织沿宫颈旁组织浸润至主韧带、子宫骶骨韧带,可使其增厚、挛缩,呈结节状、质硬、不规则,形成团块

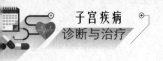

状伸向盆壁或到达盆壁并固定。

(4) 阴道和穹隆部：肉眼可见所侵犯部阴道穹隆变浅或消失，触之癌灶组织增厚、质脆硬，缺乏弹性，易接触性出血等。

宫颈鳞状细胞浸润癌转移途径如何

子宫颈鳞状细胞浸润癌以直接蔓延及淋巴结转移最为多见，少数晚期肿瘤可经血行转移。

(1) 直接蔓延最常见。癌组织局部浸润向下可蔓延及阴道壁，向两侧可至阴道穹隆及子宫旁主韧带，宫骶韧带及盆壁组织，癌灶压迫或侵及输尿管时，可引起输尿管阻塞及肾积水。晚期可累及膀胱或直肠，形成膀胱直肠瘘，极少向上由宫颈管累及宫腔。

(2) 淋巴转移也常见。浸润癌的癌细胞可进入淋巴管并在淋巴管内形成栓子，栓子随淋巴管进入局部淋巴结，在淋巴管内扩散。首先沿子宫旁淋巴结转移至子宫颈周围，然后达闭孔、髂内、髂外等区域，而后至髂总、骶前及腹股沟深浅淋巴结、腹主动脉旁淋巴结。淋巴结转移的时间、转移发生率及转移部位，因临床期别、原发病灶大小、部位、癌组织类型、癌细胞分化程度而有不同。

(3) 血行转移报道极少见。以低分化癌多见，主要转移至肺、肝或骨骼。

什么是阴道镜

　　阴道镜是介于肉眼和低倍显微镜之间的一种内窥镜,阴道镜检查的目的是从视觉上全面观察下生殖道的上皮组织和血管,引导阴道镜检查医生在对可疑病变进行活检的同时做出诊断。目前,阴道镜已经成为子宫颈癌防治三阶梯程序——子宫颈癌筛查—阴道镜检查—组织学诊断中的重要环节。同时,阴道镜检查在下生殖道癌前病变的治疗和随访中都具有不可替代的重要作用。

　　在这里,要解释一下阴道窥器和阴道镜的区别。阴道窥器是妇科广泛应用的一种简单器械,女性在进行妇科检查时,医生需要将阴道窥器置入被检者阴道内,以观察阴道内情况。阴道镜是用于临床查看宫颈、阴道、外阴组织有无变化的医疗器械,是妇科内窥镜之一,于1925年由德国学者汉斯·欣塞尔曼(Hans Hinselman)发明。阴道镜适用于各种宫颈疾病及生殖器病变的诊断,主要由显微镜、套管、显微镜台及置物架组成,其主要优点在于协助活检采取定位,提高活检阳性率。所以,并不是所有进行妇科检查的女性都会使用到阴道镜。阴道镜的使用需在阴道窥器扩张阴道、暴露宫颈等病变部位的前提下进行。

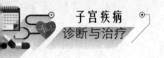

宫颈细胞学异常该怎样处理

目前,建议有性生活史的女性每年进行妇科普查,其中重要的一项检查就是宫颈细胞学检查,以帮助筛查宫颈癌。对宫颈细胞学检查有异常的患者,应做进一步检查。

对 ASC-US 病例,应做 HPV 检测,高危型 HPV DNA 阳性的 ASC-US 病例应做阴道镜检查,阴性的 ASC-US 病例 6～12个月后复查细胞学。对 ASC-H 及 LSIL 的病例,也应该做阴道镜检查及活检,HSIL 的病例,必须做阴道镜检查及活检,也可直接做锥切。

非典型腺细胞病例处理:所有病例都应做 HPV 检测、阴道镜和颈管检查及子宫内膜检查。

需要做哪些检查才能发现 CIN

宫颈上皮内瘤变的诊断程序是:子宫颈/阴道细胞病理学—阴道镜检查—组织病理学诊断。

子宫颈/阴道细胞病理学检测建议采用子宫颈/阴道细胞病理学诊断的 TBS 报告系统。细胞学诊断总体分为未见上皮内病变细胞或恶性细胞、其他细胞和上皮细胞异常。

1. **鳞状细胞异常**

(1) 非典型鳞状细胞异常(atypical squamous cells, ASC)；无明确诊断意义的非典型鳞状细胞(atypical squamous cells of undetermined signification, ASC-US)和非典型鳞状细胞不除外高度鳞状上皮内病变(atypical squamous cells cannot exclude high grade squamous intraepithelial lesion, ASC-H)。

(2) 鳞状上皮内低度病变(low grade squamous intraepithelial lesion, LSIL)，包括核周挖空细胞和轻度非典型增生或 CIN I 。

(3) 鳞状上皮内高度病变(high grade squamous intraepithelial lesion, HSIL)，包括中、重度非典型增生(CIN II～III)和原位癌(carcinoma in situ, CIS)。

(4) 鳞状细胞癌(squamous cell carcinoma, SCC)。

2. **腺细胞异常**

(1) 非典型腺细胞(atypical glandular cells, AGC)：非典型颈管腺细胞和非典型宫内膜腺细胞。

(2) 非典型颈管腺细胞倾向瘤变。

(3) 颈管原位腺癌。

(4) 腺癌(颈管、宫内膜或不能明确来源)。

阴道镜检查时在阴道镜的指导下，可对所有可疑癌前病变切取活组织标本。宫颈醋白上皮、点状血管和镶嵌为 CIN 最常见的异常阴道镜三联症图像。在不具备阴道镜检查的条件下，也可以开展子宫颈的肉眼观察，即醋酸后或碘冷液后的肉眼观察，在病变部位即有醋白上皮或碘不着色处取多点活检，行病理检查。

组织病理学诊断分以下两种。

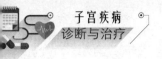
1. 宫颈活检及宫颈管内膜刮取术

宫颈活检及宫颈管内膜刮取术(endocervical curettage，ECC)取活检的数量取决于病变面积的大小和严重程度，多点活检通常需要 2～4 个活检标本。一般宫颈活检仅需 2～3 mm 深，约绿豆大小，当怀疑浸润癌时，活检应更深些。一般来说，活检不会对患者造成严重的健康损害，通常在没有麻醉的状态下进行操作，因为大部分患者并没有明显的痛苦。当细胞学异常而阴道镜检查阴性或不满意或镜下活检阴性时，应常规做 ECC。绝经前后的女性宫颈萎缩或光滑时，ECC 更有意义。

2. 宫颈环形电切术(loop eleetrosurgieal excision procedure，LEEP)或宫颈锥切

诊断性锥切的适应证为：宫颈细胞学多次阳性，阴道镜检查阴性或不满意或镜下活检阴性，颈管刮除术阴性；宫颈细胞学诊断较阴道镜下活检重，或提示可疑浸润癌；CIN Ⅱ～Ⅲ病变或 ECC 阳性；宫颈细胞学提示腺上皮异常，无论 ECC 结果如何；阴道镜检查或镜下活检怀疑早期浸润癌或怀疑宫颈原位腺癌。

诊断宫颈癌还需要哪些手段

1. HPV 检测

TCT 及 HPV 检测是现阶段发现早期宫颈癌及癌前病变(宫颈上皮内瘤变 CIN)的初筛手段，特别是对临床体征不明显的早期病变的诊断，两者联合现已作为宫颈癌筛查的有效手段，

有利于提高筛查效率。对于 HPV16 型及 HPV18 型阳性的患者建议直接转诊阴道镜,进行组织学活检。

2. 膀胱镜、直肠镜检查

宫颈癌晚期时,病变会累及周边的组织,临床上怀疑膀胱或直肠受侵的患者,应进行相应腔镜检查。

3. 影像学检查

主要是检查肿瘤转移、侵犯范围、淋巴结转移及远处器官转移等,以指导临床决策并用于疗效评价。用于宫颈癌的影像检查方法包括以下几种。

(1) 腹盆腔超声:是妇科常用的一种便捷、经济的检查方法,包括经腹部及经阴道(或直肠)超声两种方法。主要用于宫颈局部病变的观察,同时可以观察盆腔及腹膜后区淋巴结转移情况,有无肾盂积水及腹盆腔其他脏器的转移情况。

(2) 盆腔 MRI:MRI 没有辐射,具有优异的软组织分辨力,是宫颈癌最佳影像学检查方法,有助于病变的检出和大小、位置的判断,可帮助明确病变侵犯范围。需要注意的是,有些患者可能存在 MRI 的禁忌证,比如植入装置和异物(心脏起搏器、宫内节育器等)、患者病情不稳定等。

(3) 腹盆腔 CT:CT 对早期宫颈癌观察效果差,其优势主要在于显示中晚期病变方面,评价宫颈病变与周围结构(如膀胱、直肠等)的关系,淋巴结转移情况,以及大范围扫描腹盆腔其他器官是否存在转移。对于有磁共振禁忌证的患者可选择 CT 检查。

(4) 胸部射线摄影及胸部 CT 检查:主要目的是为了排除肺转移。

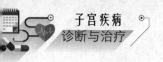

（5）颈部 CT 检查：必要时进行颈部 CT 检查，以排除颈部淋巴结转移。

（6）核医学影像检查：PET-CT 检查有其他检查不能替代的优势，但并不推荐所有宫颈癌患者采用 PET-CT。只有在一些特殊情况下，需要对患者病情做进一步评估时，推荐使用。核素骨扫描仅用于怀疑有骨转移的患者。

4. 肿瘤标志物检查

肿瘤标志物可以协助诊断、疗效评价、病情监测和治疗后的随访监测，尤其在随访监测中具有重要作用。SCC 是宫颈鳞状细胞癌的重要标志物，宫颈腺癌可以有 CEA、CA125 或 CA199 的升高。

宫颈癌的诊断标准是什么

目前宫颈癌的诊断标准如下。

1. 临床诊断

宫颈癌的正确诊断依赖于详细了解病史、临床表现、必要而细致的检查和周密分析。主要依据以下症状、体征、实验室和影像学检查。

（1）早期可无症状和体征，也可出现阴道接触性出血或分泌物增多、异味等。

（2）晚期可出现阴道大量出血，可导致贫血；肿瘤合并感染可出现发热症状；也可有肾功能衰竭及恶病质情况。

（3）肿瘤侵犯膀胱可出现血尿，侵犯直肠可出现血便，肿瘤侵透膀胱、直肠可出现瘘。

（4）实验室检查，肿瘤标志物 SCC 等异常增高。

（5）影像学检查（超声、MRI、CT）提示宫颈癌，可有宫旁软组织侵犯、肾盂积水、腹膜后淋巴结转移等。

2. 病理诊断

阴道镜或直视下的宫颈活检病理检查是最终确诊的金标准。对于疑难或少见病理类型，应行免疫组化检查鉴别或确定肿瘤。

哪些疾病会与宫颈癌混淆

（1）宫颈良性病变。如宫颈重度糜烂、宫颈结核、宫颈息肉伴微腺性增生、宫颈黏膜下肌瘤、宫颈腺上皮外翻和其他宫颈炎性溃疡等。

（2）转移性宫颈癌。较多见的是原发子宫内膜癌转移至宫颈。宫颈活检及免疫组化等可明确诊断或辅助鉴别。

宫颈癌该怎样分期

宫颈癌分期目前采用的是国际妇产科联盟（FIGO）2009 年会议修改的宫颈癌临床分期标准。妇科检查是确定临床分期最重要的手段。临床分期需要两名副高以上职称的妇科医生决

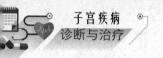
定,分期一旦确定,治疗开始后不能改变。

宫颈癌的国际妇产科联盟(FIGO 2009)分期如下。

Ⅰ:肿瘤严格局限于宫颈(扩展至宫体将被忽略)。

ⅠA:镜下浸润癌。间质浸润≤5 mm,且水平扩散≤7 mm。

ⅠA1:间质浸润≤3 mm,且水平扩散≤7 mm。

ⅠA2:间质浸润>3 mm,但≤5 mm,且水平扩展≤7 mm。

ⅠB:肉眼可见病灶局限于宫颈,或临床前病灶>ⅠA期。

ⅠB1:肉眼可见病灶最大径线≤4 cm。

ⅠB2:肉眼可见病灶最大径线>4 cm。

Ⅱ:肿瘤超过子宫颈,但未达骨盆壁或未达阴道下 1/3。

ⅡA:无宫旁浸润。

ⅡA1:肉眼可见病灶最大径线≤4 cm。

ⅡA2:肉眼可见病灶最大径线>4 cm。

ⅡB:有明显宫旁浸润,但未扩展至盆壁。

Ⅲ:肿瘤扩展到骨盆壁和(或)累及阴道下 1/3 和(或)引起肾盂积水或肾无功能者。

ⅢA:肿瘤累及阴道下 1/3,没有扩展到骨盆壁。

ⅢB:肿瘤扩展到骨盆壁和(或)引起肾盂积水或肾无功能。

Ⅳ:肿瘤侵犯邻近器官(膀胱及直肠)或肿瘤播散超出真骨盆。

ⅣA:肿瘤侵犯膀胱或直肠黏膜(活检证实)。泡状水肿不能分为Ⅳ期。

ⅣB:肿瘤播散至远处器官。

CIN 该如何治疗

对 CIN 的治疗主要包括以下几种。

1. 高危型 HPV 感染不伴宫颈病变的处理

6 个月后复查细胞学,一年后复查细胞学和 HPV。

2. CIN Ⅰ 的处理

(1) 治疗指征:CIN Ⅰ 并细胞学结果为 HSIL 或以上的病例需治疗,其他可观察。

(2) 治疗方法:阴道镜检查满意可用冷冻、电灼、激光、微波等物理治疗,阴道镜检查不满意者应采用锥切治疗。

(3) 随访:6 个月后复查细胞学,如无异常一年后复查细胞学和 HPV。如细胞学结果大于 ASC-US 或高危型 HPV 阳性,需要阴道镜检查。

3. CIN Ⅱ～Ⅲ 的处理

(1) 观察:妊娠的 CIN Ⅱ～Ⅲ 可观察,每 2 个月进行一次阴道镜检查,产后 6～8 周再次进行评估后处理。其他病例需要治疗。

(2) 治疗:阴道镜检查满意的 CIN Ⅱ 可选择 LEEP 或物理治疗,但之前必须行宫颈活检及颈管内膜刮取术。CIN Ⅲ 应行宫颈锥形切除,不推荐行子宫切除术。

(3) 随访:每 3～6 个月的细胞学＋HPV 或细胞学＋阴道镜,连续 3 次正常后,可选择每年一次的细胞学或细胞学＋HPV＋阴

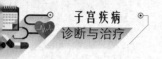

道镜随访。

宫颈癌的不同分期怎样选择治疗方式

1. 宫颈镜下浸润癌（微小浸润癌）

即ⅠA期，正确诊断需行锥切活检，准确地诊断ⅠA期宫颈癌需对切缘阴性的锥切标本进行细致的病理检查。ⅠA1期无生育要求者可行筋膜外全子宫切除术（Ⅰ型子宫切除术）。如患者有生育要求，可行宫颈锥切术，切缘阴性则定期随访。ⅠA1期如淋巴脉管间隙受侵可行宫颈锥切术（切缘阴性）或改良根治性子宫切除术并实施盆腔淋巴结切除术。ⅠA2期宫颈癌淋巴结转移率为3%～5%，可行次广泛子宫切除术（Ⅱ型改良根治性子宫切除术）加盆腔淋巴结切除术。要求保留生育功能者，可选择宫颈锥切术（切缘阴性）或根治性宫颈切除术及盆腔淋巴结切除术。

2. 宫颈浸润癌

（1）ⅠB1、ⅡA1期：采用手术或放疗，预后均良好。手术方式为Ⅲ型根治性子宫切除术和盆腔淋巴结切除术±腹主动脉淋巴结取样术。术后有复发高危因素（宫旁受侵、深间质浸润或淋巴结转移）需辅助同步放化疗，具有中危因素行术后放疗±同步化疗，以减少盆腔复发、改善生存率。要求保留生育功能者，如宫颈肿瘤直径不超过2 cm，可选择根治性宫颈切除术加盆腔淋巴结切除术±腹主动脉淋巴结取样术。

（2）ⅠB2、ⅡA2(病灶＞4 cm)期：可选择的治疗方法为①同步放化疗；②根治性子宫切除及盆腔淋巴清扫、腹主动脉淋巴结取样、术后个体化辅助治疗；③同步放化疗后辅助子宫切除术。ⅠB期总的 5 年生存率 80%～90%，其中宫颈肿瘤直径大于 4 cm，有淋巴结转移、宫旁受侵和(或)切缘阳性等高危因素者 5 年生存率仅 40%～70%。对部分早期初治宫颈癌患者选择治疗方法时，应考虑到有高危因素的患者可能选择放化疗更为有利。大量研究已经证明，根治性手术加放疗的并发症较多，应尽量避免根治术后又行盆腔放疗。目前认为局部晚期患者的标准治疗仍是同步放化疗。

（3）ⅡB～ⅣA 期：同步放化疗。

（4）ⅣB 期：以系统治疗为主，支持治疗相辅助，部分患者可联合局部手术或个体化放疗。

宫颈癌的治疗方法有哪些

1. 手术治疗

主要应用于早期宫颈癌。手术包括子宫切除与淋巴结切除两部分。由于根治性子宫切除术对盆腔自主神经的损伤导致患者术后发生膀胱功能异常、结直肠蠕动功能异常以及性功能异常，保留神经的宫颈癌根治术(nerve sparing radical hysterectomy, NSRH)不断得到研究和推广。宫颈癌手术中淋巴结切除范围涉及盆腔淋巴结及腹主动脉淋巴结。ⅠA1(伴 LVSI)～ⅡA 期均

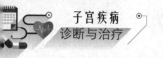

应行盆腔淋巴结切除术±腹主动脉旁淋巴结取样术。

目前认为宫颈腺癌发生隐匿性卵巢转移的概率较高,故保留卵巢应慎重。近年来对一些渴望生育的早期、无淋巴结转移的年轻宫颈癌患者施行保留生育功能的手术。对于ⅠA2～ⅠB1期伴LVSI及ⅠB1期肿瘤直径>2 cm的患者是否可行保留生育功能的手术目前尚无统一结论,需慎重考虑。宫颈癌患者术后需根据复发危险因素选择辅助治疗,以降低复发率,改善预后。

2. 放射治疗

适用于各期宫颈癌。放疗包括体外照射和近距离放疗及二者联合应用。研究表明同步放化疗较单纯放疗提高了疗效,降低了复发风险。早期宫颈癌患者手术后如存有手术切缘不净、宫旁受侵、淋巴结转移等高危因素,术后需辅助放、化疗。术中或术后如发现肿瘤大、深部间质受侵和(或)脉管间隙受侵等危险因素,则术后需辅助放疗和或同步放化疗。

放疗的原则:恶性肿瘤的放疗原则与其他治疗手段一样,要最大限度地杀灭癌细胞,尽最大可能保护正常组织和重要器官,即尽量提高治疗效果,降低并发症。因此,适当的治疗工具、适宜的照射范围、足够的照射剂量、均匀的剂量分布、合理的照射体积、个别对待是放疗的基本要求。

3. 化学治疗

化疗在宫颈癌治疗中的作用越来引起重视,主要应于用放疗时单药或联合化疗进行放疗增敏,即同步放化疗。另外,还有术前的新辅助化疗以及晚期远处转移、复发患者的姑息治疗等。

治疗宫颈癌的有效药有顺铂、紫杉醇、5-氟尿嘧啶、异环磷酰胺、吉西他滨、拓扑替康等。又可以分为以下几种。

(1) 同步放化疗：是指在放疗的同时进行的化疗，也称为增敏化疗。

(2) 新辅助化疗：新辅助化疗(neoadjuvant chemotherapy, NACT)是指患者在手术前行2～3个疗程的化疗，目的在于缩小肿瘤体积、消灭微转移灶和亚临床病灶、使原来不能手术的患者获得手术机会。

(3) 姑息化疗：主要用于既不能手术也不能放疗的复发或转移的宫颈癌患者。

放射治疗的并发症有哪些

(1) 早期并发症：包括治疗中及治疗后不久发生的并发症，如感染、阴道炎、外阴炎、皮肤干湿性反应、骨髓抑制、胃肠反应、直肠反应、膀胱反应、机械损伤等。

(2) 晚期并发症：常见的有放射性直肠炎、放射性膀胱炎、皮肤及皮下组织的改变、生殖器官的改变、放射性小肠炎等。最常见的是放射性直肠炎，多发生在放疗后1～1.5年。主要表现为大便次数增多、黏液便、便血，严重者可出现直肠阴道瘘，其次常见的是放射性膀胱炎，多数在1年半左右，主要表现为尿频、尿痛、尿血、排尿不畅，严重者可出现膀胱阴道瘘。

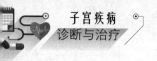

宫颈癌患者怎么随访

对于新发宫颈癌患者将会建立完整病案和相关资料档案，治疗后定期随访监测。具体内容如下。

（1）治疗结束最初 2 年内每 3 个月一次、第 3～5 年每 6 个月一次、然后每年随诊一次。

（2）Ⅱ期以上患者治疗后 3～6 个月复查时应全身 MRI 或 CT 检查评估盆腔肿瘤控制情况，必要时行 PET-CT 检查。宫颈或阴道细胞学检查，根据临床症状提示行必要的实验室检查及其他影像学检查。

（3）连续随诊 5 年后根据患者情况继续随诊。

（4）放疗后规律阴道冲洗，必要时使用阴道扩张器，尽早恢复性生活，均有利于减少阴道粘连。

什么是宫颈复发癌

经规范手术治疗后 1 年、放疗后 3 个月发生肿瘤即为复发，短于上述时间为未控。复发的诊断必须有病理诊断，影像学诊断可作为参考。80% 的复发发生在术后 2 年内，主要的复发部位是盆腔。

其临床表现为：进行性消瘦，阴道流出水样、血性液体，下肢水肿疼痛,广泛盆腔、骶部大腿疼痛,排尿困难,尿少或尿闭。

宫颈癌复发的诊断主要依靠以下方面。

(1) 病史。

(2) 全身检查,全身器官有无病灶,腹部有无包块或肿大的淋巴结。

(3) 盆腔检查:病例盆腔检查易发现肿块。对可疑病灶、增生、溃疡均应活检。放射治疗病例检查困难、阴道狭窄、暴露不良者,必要时穿刺活检。

(4) 辅助检查:B超、排泄性尿路、CT、核磁共振等。

(5) 病理诊断:这是最重要的诊断依据。

宫颈癌复发的治疗要根据复发的部位、肿瘤的情况和首次治疗的方式等因素来选择治疗的方式。原则上采用放射治疗,如有盆腹腔包块,则尽可能争取剖腹手术后再行放射治疗;放射治疗后多处部位复发者,可考虑盆腔脏器扩清术。有时可考虑化疗或中医综合治疗。

宫颈癌复发患者的预后一年生存率为 10%～15%, 5 年生存率<5%。

宫颈癌合并妊娠该怎样处理

宫颈癌合并妊娠较少见,国内报道占宫颈癌总数 0.92%～7.05%,国外文献报道占 1.01%。多因妊娠期出现阴道流血就诊。在排除产科因素引起的出血后,应做详细的妇科检查。对

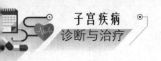

宫颈可疑病变者应做宫颈刮片、阴道镜检查。必要时在阴道镜下行宫颈活检以明确诊断。因宫颈锥切可能引起出血、流产、早产,故应慎重行事。诊断时应注意:①妊娠时宫颈鳞-柱状交接部受高雌激素影响外移,基底细胞增生活跃,可出现类似原位癌病变。这种改变可在产后 6 周恢复正常;②宫颈上皮基底细胞增生活跃,其脱落细胞可有核增大、深染等表现,细胞学检查易误诊。

妊娠对宫颈癌的影响:妊娠时由于盆腔充血淋巴流速增加,可以促进肿瘤细胞的转移;分娩时易发生癌细胞扩散、严重出血及产后感染。

宫颈癌合并妊娠应根据临床分期、胎儿的具体情况及家属意愿进行个体化治疗。

(1) 妊娠 20 周前发现宫颈癌:不应推迟治疗,可连同胎儿一并进行根治性子宫切除术和盆腔淋巴结切除术。

(2) 妊娠 28 周后发现宫颈癌:可等待胎儿成熟,估计可存活时行剖宫产,同时行根治性子宫切除术和盆腔淋巴结切除术,也可以产后放化疗治疗。

(3) 妊娠 20~28 周期间发现宫颈癌:ⅠB1 及ⅠB1 期以前患者可推迟治疗,在推迟治疗期间可用化疗控制病情,待胎儿成熟,估计可存活时行剖宫产,同时行根治性子宫切除术和盆腔淋巴结切除术,也可以产后放化疗。ⅠB2 期及以上患者一般不推荐推迟治疗。

(4) 所有患者终止妊娠的时间都不宜超过 34 周。

有哪些因素会影响宫颈癌预后

宫颈癌患者在接受治疗后都十分关心自己今后病情的变化,希望通过努力使病情向好的方向发展。那么有哪些因素可以影响宫颈癌病情的发展呢?

目前公认的影响宫颈癌预后的重要因素包括临床分期、肿瘤组织学分级及盆腔、有无腹主动脉旁淋巴结转移。原发肿瘤体积的大小、宫颈间质浸润深度、肿瘤生长方式、病理类型、肿瘤内血管及淋巴管内瘤栓及是否进行规范化治疗等。

肿瘤的分期越早,预后越好;分期越晚,预后越差。有报道称,宫颈癌的期别每早一期5年生存率可提高20%。据统计,Ⅰ期患者5年存活率为75%~90%,Ⅱ期为50%~70%,Ⅲ期为30%~35%,Ⅳ期仅为10%~15%。

有淋巴转移者预后差。有淋巴结转移者5年生存率为19.1%,无淋巴结转移者5年生存率为82.9%。

一般认为腺癌对放射治疗不敏感,且多发生于宫颈管内,易于向宫颈旁间质深入扩散,早期易有淋巴转移,疗效不如鳞状细胞癌,预后较差。

外生型、菜花型癌对腔内放射治疗敏感,淋巴结转移发生晚,预后较好;内生型、癌向间质浸润深,易发生早期淋巴结转移,预后较差。

宫颈癌放射治疗后的生存率、复发率、死亡率与临床分期、

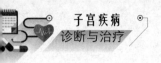

淋巴转移、病理组织学、癌细胞分化、肿瘤的类型和大小、患者年龄及并发症密切关系。

近年来认为，年轻患者的预后较老年差，这与年轻患者易发生淋巴结转移有关。国外有学者认为宫颈癌的预后与年龄无关。年龄因素与预后的关系可能与各病例具有不同的特点而有别。

宫颈癌最常见的并发症是贫血及感染，不论手术与放射治疗，如发生并发症，均影响预后。

肿瘤病灶大、癌细胞分化不良者预后差。

怎样预防宫颈癌

一方面流行病学调查发病的高危因素，从病因方面进行预防；另一方面进行普查防治，早期发现癌前病变及原位癌，早期进行阻断，防止向浸润癌发展。

1. 避免宫颈癌的高危因素

提倡晚婚晚育、计划生育，避免对宫颈的损伤；注意经期及性生活卫生，避免性生活混乱及不洁性生活，预防各种细菌、病毒、滴虫、真菌及性传播疾病的感染；性生活时采用避孕工具，如避孕套或避孕隔膜，可以减少宫颈与阴茎直接接触的机会，以降低宫颈癌的发生；切除过长、过紧的男性阴茎包皮，避免发生包皮垢；积极治疗慢性宫颈炎以阻断其向宫颈癌前病变的发展。另外，预防宫颈癌要忌食烟酒、避免生冷、油腻食品。

2. 做好防癌检查

任何有 3 年性行为或 21 岁以下有性行为的女性,鉴于宫颈的癌前病变发展为宫颈癌需要数年时间,筛查起始时间可以考虑为 25～30 岁。对有多个性伴侣或不洁性行为的高危人群,筛查年龄应提前。筛查时间开始每年一次,连续 2 次细胞学检查都正常者可间隔 2～3 年检查一次。若连续 2 次 HPV 和细胞学检查都正常者,可延长筛查的间隔时间至 5 年。65 岁以上的女性两次检查正常即可终止筛查。对于怀孕女性,宫颈癌筛查最好在孕前进行。如孕前 2～3 年未进行筛查,孕期有异常阴道流血、宫颈糜烂,孕期也应尽可能做宫颈细胞学检查。

妇科普查有什么意义

宫颈癌的预防需从两方面着手,一方面从病因角度、从组织学的发病机制方面进行预防;另一方面是进行普查普治,早期发现癌前病变及原位癌,早期治疗进行阻断,防止其向浸润癌发展。

防癌普查是国内外公认的预防宫颈癌的主要措施,通过普查可早期发现、早期诊断、早期治疗,从而降低宫颈癌的发病率及死亡率。国内自 1958 年开始,各省市的宫颈癌筛查普遍开展起来,有的省市已做到定期的连续普查普治,使宫颈癌的发病率及死亡率不断下降,早期癌的发现率不断提高。普查方案包括普查年龄、普查间隔及普查率。在全国第四次宫颈癌学术会议上,对普查方案进行了讨论,建议普查年龄可从 25～30 岁开始至

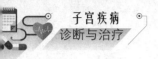
65 岁,高发区及一般高危人群应每 2 年查一次,重点高危人群每年查一次,非高危人群及低发地区可 3～5 年查一次,普查率达应查人数的 80%。以往,宫颈癌常用宫颈巴氏涂片作为主要筛选方法,随着科学技术的进步,这一方法逐渐淘汰,自 2012 年起,国际通用以 HPV 联合细胞学检查作为筛查宫颈癌的方法,这也是迄今为止最有效的宫颈癌筛查方法。

什么是 HPV 疫苗

HPV 导致子宫颈癌得到证实后,从 20 世纪 90 年代开始,科研人员就致力于 HPV 疫苗的研发。自 2006 年起 HPV 疫苗在全球超过 130 个国家和地区注册上市,现有的 HPV 疫苗有二价 HPV 疫苗、四价 HPV 疫苗、九价 HPV 疫苗。这 3 种已上市疫苗都是基于 HPV 病毒样颗粒(virus like particle, VLP)为抗原的疫苗。由于 VLPs 不含有病毒 DNA,所以不具感染性和致癌性,从而保障疫苗的安全性。VLP 刺激机体产生特异性的体液免疫反应,产生特异性中和抗体,从而达到预防相关型别 HPV 感染所致疾病的目的。

HPV 疫苗的不良反应有哪些

常见的 HPV 疫苗接种部位局部反应包括疼痛、红斑和肿胀,全身反应主要有发热、头痛、眩晕、肌肉痛、关节痛和胃肠道症状(恶心、呕吐、腹痛)等。

HPV 疫苗安全吗

HPV 疫苗在上市前临床试验中表现出良好的安全性,自2006 年,四价 HPV 疫苗作为全球首个 HPV 疫苗先后在美国和加拿大获批上市至今,HPV 疫苗已在全球多个国家上市使用,经过多个国家评估,认为 HPV 疫苗具有非常好的安全性。

HPV 疫苗目标接种人群有哪些

世界卫生组织(WHO)建议将 9～14 岁未发生性行为的女孩作为首要接种对象,在经济许可的条件下,推荐对次要接种对象,即男性或≥15 岁的女性进行接种。

WHO 推荐对 9～14 岁女孩或男孩采用 2 剂次接种,两剂之间间隔 6 个月,这将有助于节省成本和提高接种率。对≥15 岁者采用 3 剂次接种程序(第 0、1～2、6 个月)。对免疫抑制和(或)HIV 感染人群,不论是否正在接受抗反转录病毒治疗,都应进行 3 剂次的接种。

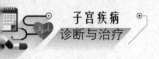

如何选择 HPV 疫苗

　　二价、四价和九价 HPV 疫苗在预防疫苗相关基因型引起 HPV 相关疾病的临床试验和疫苗上市后实际应用中均显示了对相关基因型引起的 HPV 相关疾病良好的保护效果。从公共卫生学角度,二价、四价和九价疫苗在免疫原性、预防 HPV16、18 型相关子宫颈癌的效力和效果方面基本相当。二价疫苗针对 HPV 16、18 型,四价疫苗针对 HPV 6、11、16、18 型,九价疫苗针对 HPV 6、11、16、18、31、33、45、52、58 型,由于不同疫苗针对的 HPV 相关病毒范围不同,价格相差悬殊,从经济和性价比的角度出发,双价疫苗可能更符合国家免疫规划。双价 HPV 疫苗适用于 9～45 岁的女性,四价 HPV 疫苗适用于 20～45 岁女性,九价 HPV 疫苗适用于 16～26 岁女性的预防接种。广大女性应结合自身情况,选择适用于自身的 HPV 疫苗。

年龄超过 45 岁还可以接种 HPV 疫苗吗

　　从 HPV 感染到子宫颈癌的发生一般需要数十年的时间,有结果显示,HPV 疫苗对 16/18 型感染的预防效果在小年龄组中高于大年龄组。在疫苗针对特定型别的 HPV 感染及病变保护效力足够高、保护期限足够长、子宫颈癌筛查灵敏度足够高的情况下,疫苗价格低、疫苗覆盖率高、常规接种年龄早、与筛查结合的组合策略等都是使接种方案高成本效益的重要因素。因此,年龄大于45岁的女性并不是不能接种 HPV 疫苗,而是从成本效益的角度来说,性价比不如小年龄接种者高。

HPV 疫苗不宜接种的情况有哪些

（1）备孕女性需要提前告知。

（2）不推荐孕妇接种。

（3）不推荐正在服用针对免疫系统药物的人群接种。

（4）急性严重发热疾病时（体温大于37.8 ℃）。

（5）感冒等轻微感染不影响接种。

（6）经期不影响接种。

哺乳期女性可以接种 HPV 疫苗吗

非临床研究中的血清学数据表明,大鼠哺乳期间 HPV16 和 HPV18 的抗体可通过乳汁分泌。在临床试验中,尚未观察本品诱导的抗体经母乳分泌情况。由于许多药物可经母乳分泌,因此,哺乳期女性接种本品时应谨慎。

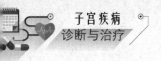

接种 HPV 疫苗期间怀孕了怎么办

目前尚无研究结果评估 HPV 疫苗对妊娠期女性的影响。在妊娠女性中收集到的有限数据(包括妊娠登记资料、流行病学研究和临床试验期间的意外妊娠)尚不足以判断接种 HPV 疫苗后是否有导致不良妊娠(包括自然流产)的风险。动物实验中没有发现接种 HPV 疫苗对生殖、妊娠、胚胎/胎儿发育、分娩或出生后发育造成直接或间接不良影响。妊娠期间应避免接种 HPV 疫苗。若已经或准备妊娠,建议推迟或中断接种程序,妊娠期结束后再进行接种。

接种前需要检测 HPV 吗

在 HPV 疫苗接种前不需要筛查 HPV 或 HIV。

HPV 疫苗能够治疗宫颈癌吗

HPV 疫苗仅用于预防,不适用于治疗已经发生的 HPV 相关病变,也不能防止病变的进展。

接种 HPV 疫苗后还需要进行常规妇科普查吗

HPV 疫苗接种不能取代常规子宫颈癌筛查,也不能取代预防 HPV 感染和性传播疾病的其他措施。因此,按照相关部门建议常规进行子宫颈癌筛查仍然极为重要。

HPV 疫苗接种后可以终身免疫吗

HPV 疫苗于 2006 年开始上市,目前尚未完全确定本品的保护时长。在临床研究中观察到了首次接种后有长达 9.4 年的持续保护效力。

健康中国·家有名医丛书
总书目

第一辑

第二辑